JN416673

국제진료 임상의학입문

본 과제(결과물)는 교육과학기술부의 재원으로 한국연구재단의 지원을 받아 수행된 광역경제권 선도산업 인재양성사업의 연구결과입니다.

국제진료 임상의학입문

| 홍경순 외 |

小花

머리말

과학기술, 경제, 무역, 교통의 발달로 세계화가 급속히 진행되면서 각국의 인적 교류도 그 어느 때보다 활발해지고 있다. 의료의 관점에서도 우리나라의 의료수준은 짧은 기간 내에 눈부신 성장을 거듭하여 세계적으로 인정받는 분야가 확대되고 있으며 연구능력도 점차적으로 두각을 나타내고 있다. 이런 즈음 국가에서는 신성장 동력의 하나로 글로벌 헬스케어 콘텐츠를 선정하고 많은 분야에서 지원을 아끼지 않고 있다. 한림대학교 의과대학은 의료관광산업에 주축이 되는 인재, 특히 국제진료를 수행할 수 있는 소양을 갖춘 의료인 양성을 목표로 학생 교육 과정을 개편, 운영하고 있다. 임상진료는 내국인과 외국인의 차이가 있을 수 없으므로 국제진료 의사를 양성하는 과정은 지금까지의 의학 교육 과정과 크게 다르지 않을 것이다. 그러나 외국인 진료를 수행함에 있어 국제 수준에 부합하는 의학적 지식과 임상수기를 익히고 환자를 우선으로 생각하고 존중하는 태도를 지니기 위해서는 임상의학에 대한 올바른 이해가 필요할 것이다. 따라서 임상의학의 시작에 앞서 그동안 여러분이 강의실에서 배우고 익혔던 의학지식을 바탕으로, 환자를 존중하고 배려하며 공감하는 과정을 이해하고 기본적인 신체진찰과 더불어 환자의 증상을 임상적으로 추론해가는 과정에 무엇보다 익숙해져야 한다. 따뜻하면서도 유능한 의사가 되기 위해서는 '가장 훌륭한 스승인 환자'의 말을 경청하고 최대한 많은 정보를 수집하여 해박한 의학적 지식과 근거를 중심으로 문제를 해결하는 능력을 키워야 한다. 그런 의미에서 그동안 강의실에서 땀 흘리며 익혔던 의학지식을 임상과정에 적절하게 적용하고 기본적인 임상술기를 익히는 과정에 이 책이 조금이나마 도움이 되기를 바란다.

2011년 12월 지은이를 대표하여

홍경순

차례

제1장
Communication Skills & History Taking

제1장 Communication Skills & History Taking

–Adapting interviewing technique for international patients–

1. 병력청취법

병력청취의 중요성은 다음과 같다.

- 건강문제 파악
- 건강문제의 발생 이유 및 과정 유추
- 인간적 유대형성
- 신체검사, 검사실 검사, 방사선 검사의 방향 설정
- 치료적 의미

병력청취를 잘하는 방법은 보통 우리가 일상적인 생활에서 대화를 잘하는 사람의 방법과 별 다를 것이 없다. 즉 '환자의 이야기를 충분히 듣기'와 '능동적으로 청취하기'이다. 환자의 이야기를 충분히 듣는 것은 너무나 중요하지만 현실적으로 현재의 의료 환경에서 제한을 가질 수밖에 없는 아주 도전적인 과제이다.

능동적 청취란 이야기를 수동적으로 듣는 것과는 큰 차이가 있는데 3가지 정도로 요약할 수 있다.

• 환자가 전달하려는 것에 집중
• 환자의 감정 상태를 파악
• 환자가 계속 말하고 확대할 수 있도록 격려

한 가지 사례를 소개한다.

증례

의사: "기침이 언제 많이 났습니까?"
환자: "임신 기간 중에 심했고, 식사 후에 심해져요. 기침할 때 음식물이 튀어나온 적도 있어요."
의사: "음식물이 튀어나온다니요? 숨 쉬는 길과 음식이 내려가는 길이 다른데… 정신과에 가보셔야겠어요!"

결과는 다음과 같다.
"환자는 이후 20년간 다시는 기침할 때 음식물이 튀어나온다는 이야기를 하지 않았다."

사실 이 환자에서 병력청취만으로도 기관-기관지와 식도의 샛길(누공)을 추측할 수 있고 아래의 식도조영술(esophagography)로 우측 기관지와 식도의 누공을 확인할 수 있었다. 하지만 한번 핀잔을 받은 후 20여 년 동안 다른 의사에게 그 이야기를 하지 않았으니 처음 의사-환자의 관계와 병력청취가 얼마나 중요한 것인지 두말할 필요도 없겠다.

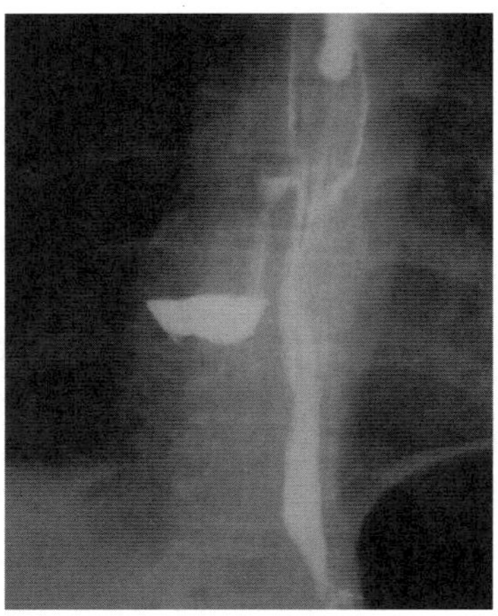

1) 구성요소

(1) 환자의 인적 사항

연령, 성별, 인종, 거주지, 직업 등

(2) 주소(Chief Complaints)

환자가 병원에 오게 된 직접적인 이유인데, 가급적 환자가 표현하는 대로 기술하지만 환자가 잘못 알고 있는 용어는 적절하게 변경한다.

증상이 없는 경우 목표를 기술한다—"정기검진을 하러 왔어요" 등

(3) 현 병력(Present Illness)

주소를 자세히 설명하는 것인데 시간 순서로 받았던 치료도 포함한다.

증상의 7가지 요소가 잘 기술되어야 하는데, 증상의 7가지 요소는 위치, 특질, 심한 정도, 시간, 발현상황, 악화 및 완화요인, 관련증상으로 구성된다. 알레르기에 대한 조사도 필수적이며 담배, 술, 약물사용에 대해서도 기록할 수 있지만 일반적으로 사회력에서 조사하는 경우가 많다.

- 위치(location)
  - 구체적으로
- 특질(quality)
  - 가능한 환자가 호소하는 표현을 사용
- 심한 정도(severity or quantity)
  - 1~10단계 척도
  - 밤에 잠을 못 잘 정도, 일상생활은 할 수 있을 정도
- 시간(timing)
  - 발생한 시간(onset time)
  - 기간(duration)

- 빈도(frequency)
- 양상(mode of onset)

• 발현상황(setting)
  - 증상발생 시의 주변상황
  - 비디오를 보듯 생생하게 기술

• 악화요인과 완화요인(aggravating or relieving factor)
  - 증상이 좋아지거나 나빠지는 요인

• 관련증상(associated manifestation)
  - 복부통증이 주소인 경우 설사, 변비 등 소화기계 관련증상의 유무, 열이 났는지 여부 등
  - 기침이 주소인 경우 객담, 호흡곤란, 열의 동반 여부

(4) 과거력(Past Medical History)

아동기 질환, 성인기 질환, 질병, 수술, 입원, 사고 등을 기록한다.

(5) 가족력(Family History)

가계도, 고혈압, 당뇨, 관상동맥질환, 고지혈증, 뇌졸중, 갑상샘질환, 신장질환, 암, 관절염, 결핵, 천식 등 폐질환, 간질, 정신질환, 자살, 음주, 약물중독 등을 기록한다.

(6) 사회력(Social History)

직업, 습관, 경제력, 교육 정도, 종교, 흡연: 갑년(pack-years), 음주, 약제사용 등을 조사한다.

(7) 계통질문(Review of System)

환자가 이야기하지 않았던 건강문제 파악을 위하여 신체 계통별로 증상의 유무를 문진한다.

2) 병력청취를 하기 위한 준비

(1) 자기 성찰을 위한 시간 투자

개인차에 대해서 지속적으로 관대하고 존중해야 하며, 자기 나름의 가치와 편견이 환자와의 관계 및 행동에 미치는 영향을 관찰한다.

(2) 의무기록 점검

사전에 문제를 파악하고 정리해서 향후 조사할 내용을 계획한다.

(3) 적절한 환경

의자, 침대, 눈높이, 면담 거리(1~1.5m) 등에 신경을 써서 편안하게 면담할 수 있도록 환경을 조성한다. 비공개적 장소를 선택해야 하며 복도보다는 면담실이 좋은 것이 당연하다. 조명은 면담에 방해가 되지 않게 위치를 고려하여야 하고 밝기도 적당하여야 한다. 만약 방문객이 있을 때 면담은 환자의 허락을 받은 후 시행한다.

(4) 의료진의 복장, 용모, 태도

청결함이 필수이며 전통적 복장이 좋다. 이름표도 부착되어 있는지 확인한다.

(5) 기록

기록은 반드시 필요하지만 병력청취에 방해가 되거나, 환자로부터 거부감을 느끼게 하면 안 된다. 최종 형식으로 만들려고 할 필요가 없으므로 메모 형식을 권장한다.

3) 병력청취의 시작

(1) 인사와 소개

환자의 진료에 앞서서 역할을 소개한다. 예를 들면, 안녕하세요? ○○○ 님, 저는 ○○○ 이고 의과대학 3학년 학생입니다. 환자 호칭은 '○○○ 님'이 무난하며 '○○○ 선생님' 또는 환자의 평소 호칭을 사용해도 무방하다.

(2) 환자의 이야기를 이끌어 낸다.

어떤 일로 오셨습니까?
어떻게 오셨습니까?
어디가 불편하신가요?

(3) 면담 시작 시 '면담의 초점' 공유

(4) 병력의 확장과 명료

(5) 진단적 가설 설립과 검정

(6) 문제의 이해를 공유하기

(7) 향후 계획에 대한 논의 및 협상

(8) 면담 종료와 추적관찰에 대한 계획 안내—마지막 질문을 허용

4) 좋은 병력청취를 위한 대화법

대화 상대에게 집중하고 배려하는 자세가 중요하다.

(1) 능동적 청취(Active Listening)

깊이 집중, 감정상태 파악, 계속 말하도록 격려한다.

(2) 비언어적 전달(Nonverbal Communication)

- 눈 맞추기
- 표정, 자세, 거리, 팔/다리의 위치, 터치

(3) 적합한 질문(Adaptive Questioning)

- 직접적인 질문: 일반적인 것에서 특정한 것으로 옮아간다.
- 단계적 반응을 유도하는 질문
- 한 번에 하나씩 연속된 질문
- 답으로 여러 개를 선택 가능한 질문

(4) 대화법의 종류들

- 촉진(facilitation)
- 반복(reflection/echoing)
- 명료(clarification)
- 확인(validation)
- 안심(reassurance)
- 대치(confrontation)
- 해석(interpretation)
- 요약(summarization)
- 느낌에 대한 질문(asking about feelings)

• 감정의 동조(empathic response)
• 전환(highlighting transitions)

2. 특별한 상황의 면담법

1) 말이 없는 환자

• 우울증, 치매의 가능성을 생각한다.
• 집중하고, 적당할 때 짧은 격려의 말을 한다.
• 비언어적 표현을 관찰한다.
• 대화내용을 생각하고 "제 말에 기분 상하셨나요?"라고 의사를 물어본다.
• 원래 말수가 적은 환자: 다른 대안을 제시한다.

2) 말이 많은 환자

• 신경증, 작화증의 가능성을 생각한다.
• 5~10분을 자유롭게 해 주고 긴밀히 청취한다.
• 필요할 때 예의 바르게 중단시킨다.
• 참고 있다는 모습을 보이지 않는다.
• 다음 만남의 필요성을 설명한다(시간제한과 함께).

3) 화내거나 파괴적인 환자

• 통증, 손실, 무능감 등이 흔한 이유임을 이해한다.
• 정당한 경우에는 사실을 인식하고 고친다.
• 분노를 받아주고 감정을 표현하도록 도와준다.
• 병원, 다른 의료진에 대한 환자의 적개심에 동조하지 않는다.
• 동조 없이 감정을 인정한다.

• 파괴적인 환자에게는 다가가기 전 안전요원에게 경계 요청하고 임상가로서 안전에 대한 권리를 지킨다.

4) 언어 장벽이 있는 환자

통역사를 찾는다. 이상적인 통역사는 양측 언어와 교양에 익숙한 중립적이며 객관적인 사람이다.

5) 통역사와 일할 때의 지침

• 병원근무자, 자원봉사자, 가족 순으로 전문적인 통역사를 구하고 문화적 정보의 자원으로 사용한다.
• 환자가 말하는 모든 것을 통역하게 하고, 면담에서 자신이 알고자 계획한 것을 통역사도 미리 알게 한다.
• 통역사를 옆 자리에 두고 환자와 통역사가 관계를 형성할 수 있도록 한다.
• 문장을 짧고 간단하게, 의사전달에 가장 중점을 둔다.
• 환자와 눈을 마주치고 비언어적 신호를 알 수 있게 자리를 배치한다.
• 환자에게 직접 말을 걸고, 비언어적 행동으로 질문을 강조한다.
• 환자에게 알아들은 내용을 말하도록 해서 서로의 이해를 확인한다.
• 인내심을 가진다. 면담은 많은 시간이 들지만 정보는 매우 적을 수 있다는 것을 이해한다.

3. 면담의 특별한 관점

1) 문화적 수용력(Cultural Competence)

증례 1

28세 몽골에서 온 노동자가 췌장이 아프다고 병원에 왔다. 의사는 병력청취와 진찰을 하고 CT 촬영과 혈액검사를 처방하였다.

이 경우 노동자가 췌장이라고 한 것은 실제로 의학에서 췌장을 의미하는 것이 아니고 사회에서 일반적으로 통용되는 용어이다. 노동자는 CT 검사, 혈액검사를 거부하였고 다시 병원을 방문하지 않았다.

증례 2

18세 고등학생이 월경통으로 병원을 방문하였다. 몸에 착 달라붙는 짧은 미니스커트를 입고 있었고 귀고리를 하고 있었다. 의사는 아래와 같은 질문을 하였다.

"성관계는 얼마나 자주 하니?"

"고등학교 졸업 후에 어떤 직업을 가질래?"

"피임법에 대해서 아니?"

"어떤 종류의 피임 방법을 원하니?"

사실 이 여학생은 학교에서 우등생으로 성실한 학생이었다. 미니스커트를 입고 방문한 관계로 의사가 잘못된 선입관을 가진 것이었다.

문화: 우리가 어떻게 세상을 보고, 감정적으로 경험하고, 다른 사람과 연계해서 어떻게 행동하는지에 영향을 끼치는 공유된 생각, 규칙, 의미의 체계이다.

"A system of shared ideas, rules, and meanings that influences how we view the world, experience it emotionally, and behave in relation to other people"

2) 문화적 수용력을 위한 임상의의 목표

(1) **자아의식**(Self-Awareness): 자신의 성향과 편견을 알아낸다. 우리 모두가 가지고 있다.

(2) **향상된 대화**(Enhanced Communication): 정상이라는 것에 대한 가정을 없앤다.

(3) **환자로부터 배운다**: 환자는 그들의 문화와 질병의 전문가이다.

(4) **협력적 관계형성**(Collaborative Partnership): 존중과 서로 받아들일 수 있는 계획

을 토대로 환자와 관계를 쌓는다.

3) 사망과 임종 환자

- Kübler-Ross 5단계: 부정과 고립, 분노, 타협, 우울이나 슬픔, 수용
- 죽어가는 환자는 병에 대해서 언제나 이야기하는 것을 원하지 않으며, 만나는 사람마다 털어놓는 것을 원하지 않는다.
- 걱정, 감정을 알아내고, 받아들이며 질문에 답해주고 질병 내내 환자와 함께한다는 확신을 보여 준다.
- 삶의 최후에 있어 치료에 대한 환자의 소망을 이해한다.

4) 윤리적 고려

(1) 무해(nonmaleficence)

(2) 자선(beneficence)

(3) 자율성(autonomy)

(4) 비밀성(confidentiality)

〈TAVISTOCK 원칙〉

- **권리(Rights)**: 사람은 건강과 건강관리에 대한 권리를 가진다.
- **균형(Balance)**: 개개의 환자에 대한 치료가 중심이어야 하지만, 전체 인구의 건강도 관심을 가져야 한다.
- **포괄성(Comprehensiveness)**: 질병을 치료할 뿐만 아니라, 환자의 고생을 완화시키고, 무능을 최소화하고, 병을 막고, 그리고 건강을 증진시킬 의무를 가지고 있다.
- **협력(Cooperation)**: 우리가 돌보는 사람들, 다른 분야의 사람들 제각각 모두 협력해야만 건강관리는 성공한다.
- **증진(Improvement)**: 건강관리를 증진하는 것은 중요하고 계속적인 의무이다.
- **안전(Safety)**: 어떤 해도 끼치지 않아야 한다.
- **개방성(Openness)**: 마음을 열고, 정직하며, 신뢰할 수 있게 되는 것은 건강관리의 생명이다.

마지막으로 다음의 증례에 대해서 답해 보라.

증례

당신은 병원에서 실습하는 의과대학 3학년 학생이다. 늦은 저녁에 배정 받은 환자에게 병력과 신체검사를 하러 갔지만 환자는 여러 일로 녹초가 되어 자려고 하고 있었다.

1. 한 시간 정도 걸리는 병력과 신체검사를 하겠는가?
2. 이 과정은 단지 당신의 교육을 위한 것인가?
3. 시작하기 전에 허락을 받겠는가?
4. Tavistock 원칙에 따라 평가해 본다면?

제2장
Beginning the Physical Examination: General Survey and Vital Signs

1. 기초 조사(General Survey)
   첫 만남
   외모, 표정, 자세, 걸음걸이
   키, 체중, 허리둘레
2. 활력징후(Vital Signs)
   혈압, 맥박, 호흡수, 체온
3. 통증, the 5th vital sign
4. 순환기계 질환의 병력 청취 및 신체진찰

제2장 Beginning the Physical Examination: General Survey and Vital Signs

1. General Survey

1) General appearance

- Apparent state of health
- Level of consciousness
- Sign of distress
  - Cardiac or respiratory cause
  - Pain
  - Anxiety or depression
- Skin color and lesions
- Dress, grooming, and hygiene
- Facial expression
- Odors of the body and breath
- Posture, gait, motor activity

- Height
- Weight

2) Common symptoms

(1) Changes in weight

① Gain

↑body fat

↑body fluid

- edema

② Loss

↓Food intake

↓Absorption

↑Metabolic requirements

Loss of nutritients

Recovery from fluid-retaining state

(2) Fatigue and weakness

- Non-specific symptoms
- Sense of weariness or loss of energy
- From many causes
  - Normal response
  - Pathologic conditions: depression or anxiety, infection, endocrine disorder, heart failure, chronic disease(lung, liver, kidney), electrolyte imbalance, anemia, malignancy, medication etc.

 # weakness: loss of muscle power

(3) Fever, chills and night sweats

- Fever
  - ↑BT
  - excessive sweating or felt chilly and cold?
- Chills
  - Shaking chill with shivering
  - Extreme swings in BT and systemic bacteremia
- Night sweat
  - Tuberculosis, malignancy

(4) Pain

3) Health promotion and counseling

(1) Optimal weight and nutrition

- BMI, WC
- Additional risk factors for heart and obesity-related diseases
- Dietary intake
- Motivation to change
- Counseling about nutrition and exercise

BMI (kg/m^2)

비만 정도	NIH		Asian	
	분류	BMI	분류	BMI
저체중		<18.5		<18.5
정상		18.5~24.9		18.5~24.9
과체중		25.0~29.9		≥23
비만	I	30.0~34.9		23.0~24.9
	II	35.0~39.9	I	25.0~29.9
과도 비만	III	≥40	II	≥30

NIH: National Institutes of Health

WC (waist circumference, cm)

NIH		Asian	
men	women	men	women
> 102	> 88	≥ 90	≥ 80

(2) Exercise

(3) Blood pressure and diet

9 key messages for healthy eating
1. 에너지 요구를 충족시키는 기초식품군을 골고루 섭취
2. 칼로리 섭취와 식사량 조절
3. 신체적 활동 유지, 매일 적어도 30분
4. 과일과 야채 섭취를 충분히
5. 좋은 지방류 섭취
6. 좋은 탄수화물 섭취
7. 저염식
8. 적절한 알코올 섭취
9. 음식을 안전하게 보관

2. Vital signs

1) Blood pressure

- Orthostatic or postural BP
- White coat effect

(1) 혈압측정 방법

- 수은형과 아네로이드형
- 폭: 상완 둘레의 40% 이상(길이의 50% 이상)
- 비만환자: 높게 측정
- 길이: 상완 둘레의 80%
- 팔을 심장 높이로 유지
- 압력을 예상되는 수축기 압력보다 30mmHg 이상 빠르게 올림
- 수은주를 2mmHg의 속도로 서서히 내림
- 재측정시 공기를 완전히 빼고 적어도 1분간 기다린 후

(2) 수은형과 아네로이드형

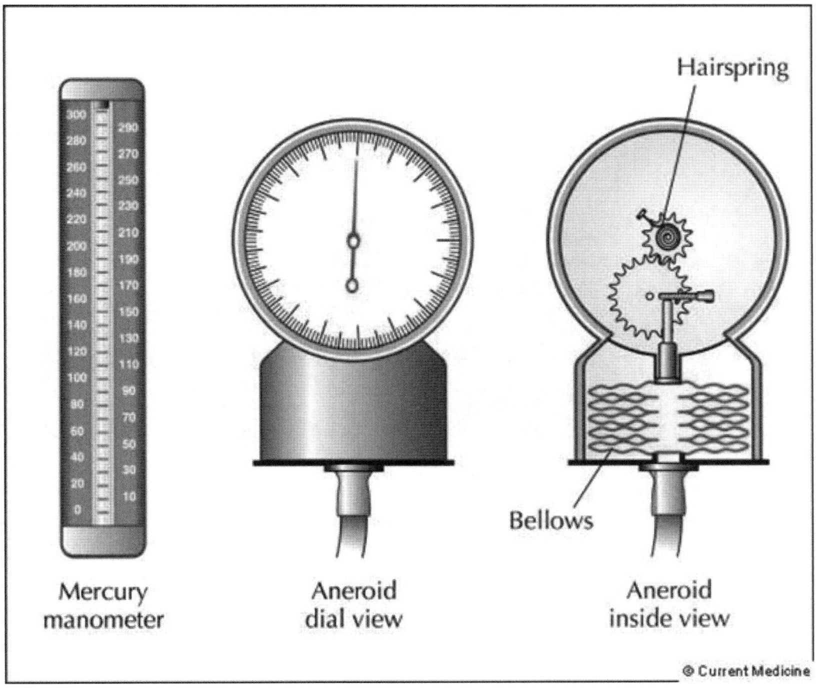

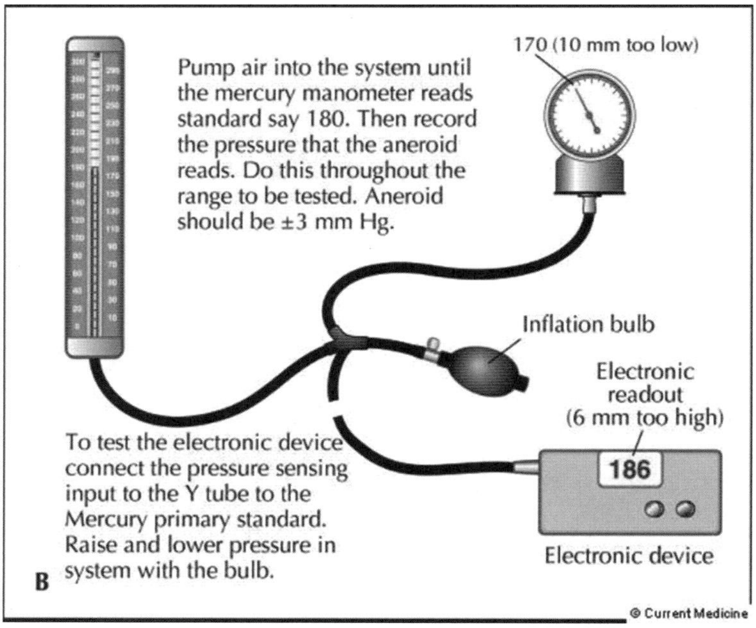
Pump air into the system until the mercury manometer reads standard say 180. Then record the pressure that the aneroid reads. Do this throughout the range to be tested. Aneroid should be ±3 mm Hg.
170 (10 mm too low)
Inflation bulb
Electronic readout (6 mm too high)
186
To test the electronic device connect the pressure sensing input to the Y tube to the Mercury primary standard. Raise and lower pressure in system with the bulb.
Electronic device
B
© Current Medicine

(3) 혈압계의 크기

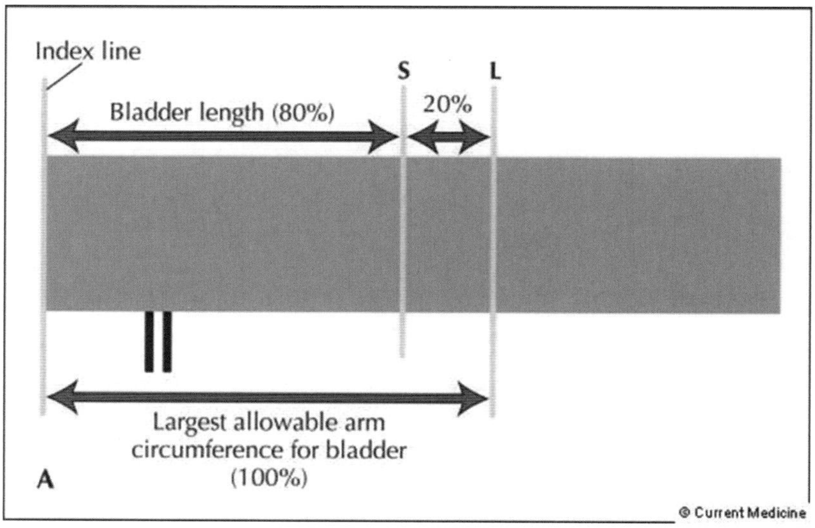
Index line
S
L
Bladder length (80%)
20%
Largest allowable arm circumference for bladder (100%)
A
© Current Medicine

(4) 측정시 자세

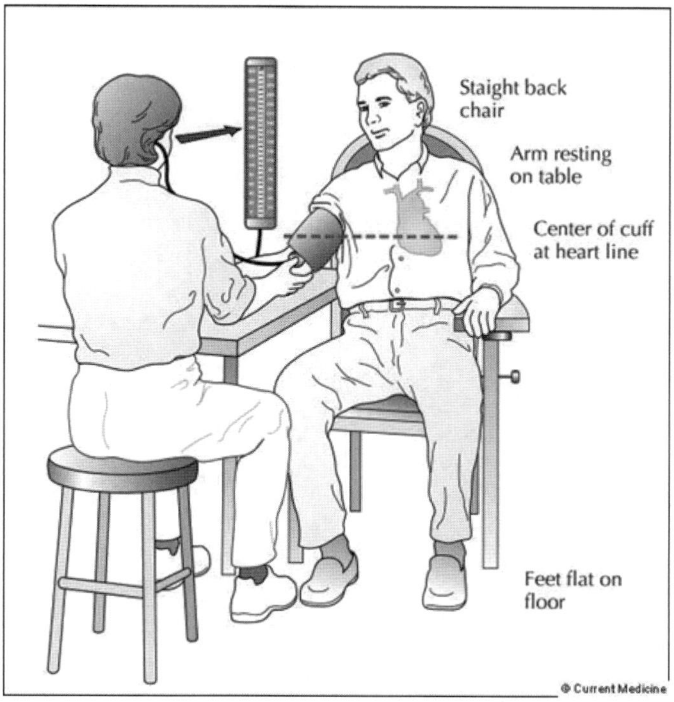

(5) 예상 압력

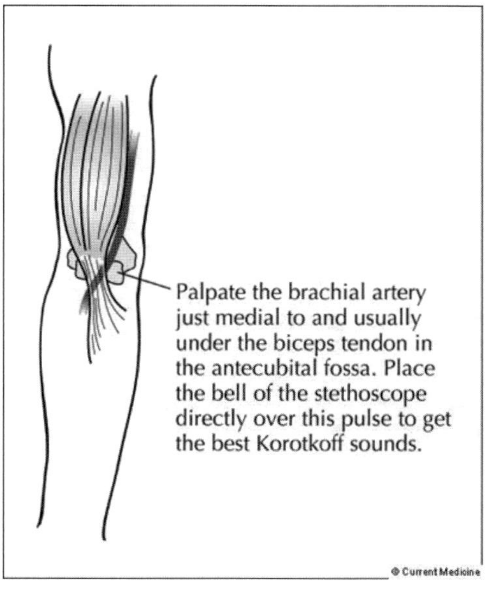

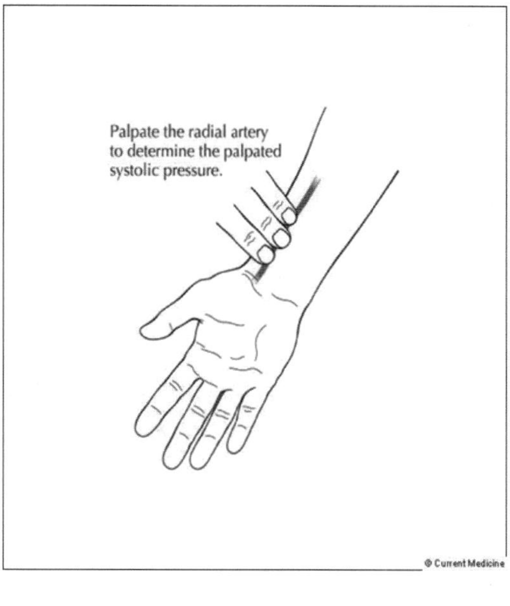

(6) 혈압의 기록

- 수축기 혈압(최고 혈압)
  - 제1Korotkoff 음, 처음 들리는 명확한 소리
- 확장기 혈압(최저 혈압)
  - 제5Korofkoff 음, 소리가 완전히 사라지는 압
- Auscultatory gap(청진사이틈)
  - 정맥울혈이나 동맥내 혈류가 자유롭지 못할 때
- Korotkoff 음이 0까지 들릴 경우
  - 140/76/0으로 기록

(7) Korotkoff 음

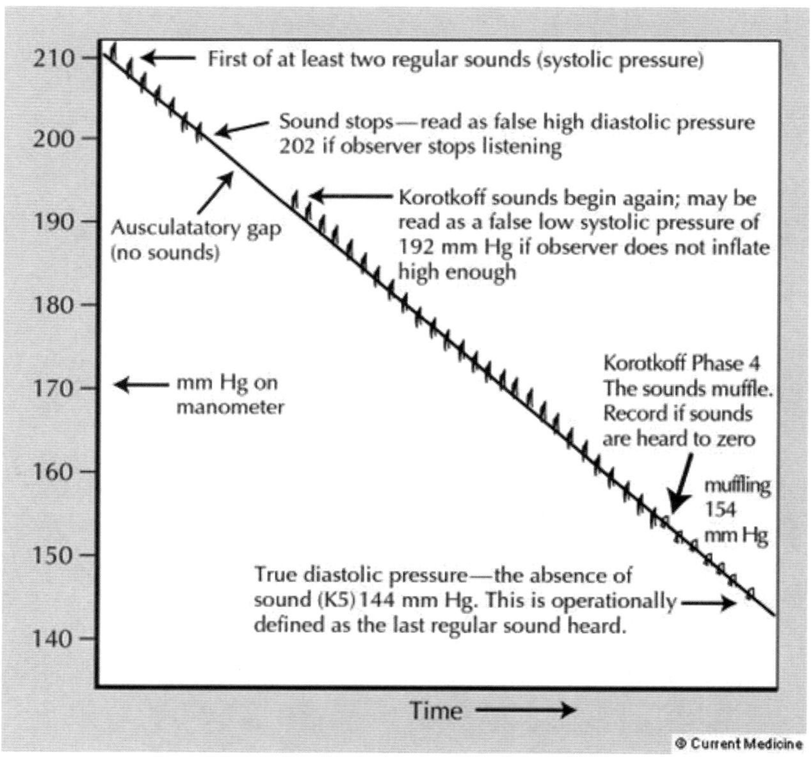

(8) 청진기 사용

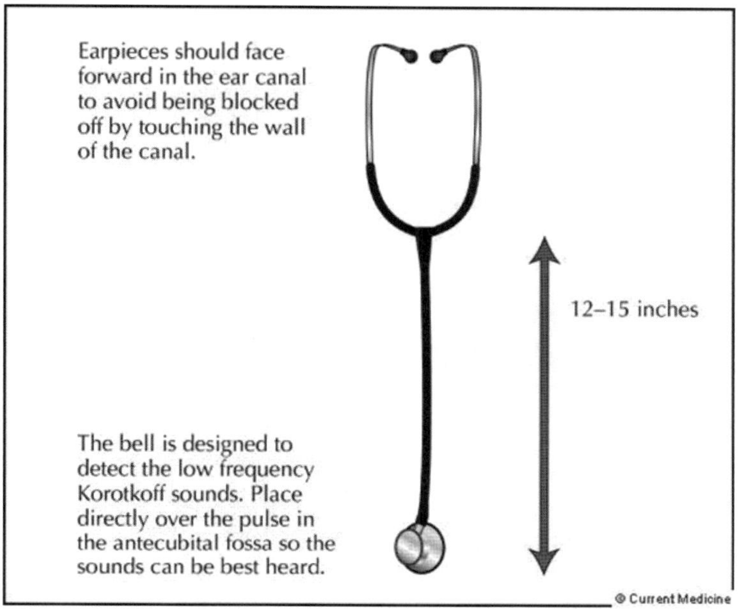

(9) 혈압의 측정부위

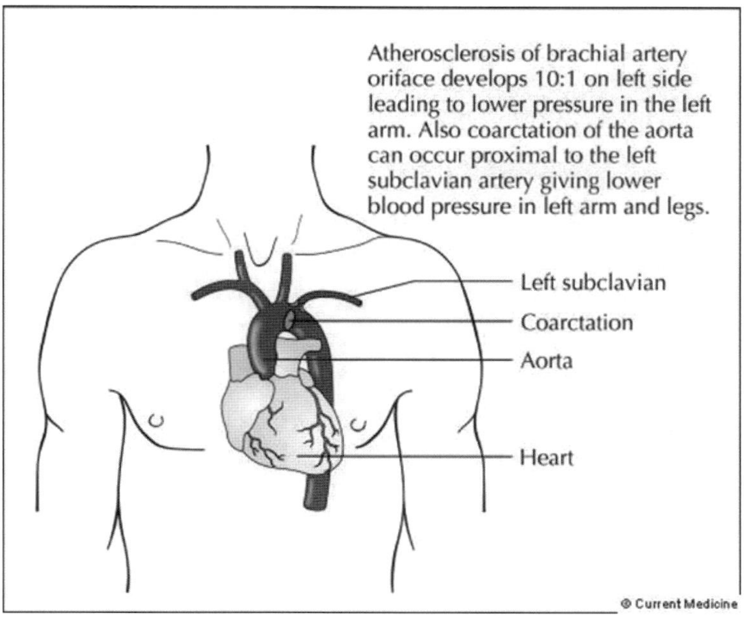

(10) Skill

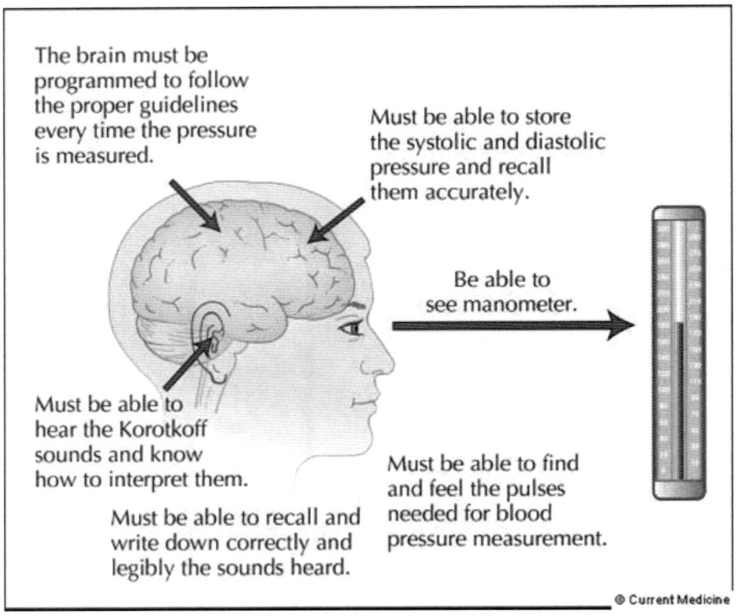

(11) Overestimation and Underestimation

- 적절한 크기의 cuff를 사용한다.
- 청진법과 촉진법 사이에 차이가 있으면 촉진법의 결과를 취한다.
- 심방세동: 여러 차례 측정하여 평균을 기록한다.
- 경화된 동맥(고령자): 동맥의 탄성저하로 실제 보다 측정치가 높다(pseudohypertension).
- 청진법과 촉진법 사이에 15mmHg 이상 차이가 나면 직접 혈압측정이 필요하다.

(12) 측정한 혈압의 기록

- 마지막 2회 평균치
- For example
  - 146/98, sitting, right arm, cuff size
- Auscultatory gap
  - 200/98 with auscultatory gap from 170-150

(13) 유념해야 할 경우

- 환자가 불안해 하는 경우
  - Try to relax
  - Repeat
  - Self measured BP and/or ABPM
  - White coat hypertension
- Obese or very thin arm
- Leg pulses and pressures
  - Coarctation of aorta
- Weak or inaudible Korotkoff sounds
  - By palpation, raise arm, or make a fist several times

(14) Classification of hypertension

(mmHg)

BP classification	Systolic BP		Diastolic BP
Normal	< 120	And	< 80
Prehypertension	120−139	or	80−89
Stage 1	140−159	or	90−99
Stage 2	>=160	or	>=100

2) Heart rate and rhythm

(1) 심장의 진찰

① 시진(inspection)

- 흉곽의 모양
- 심첨부(apical impulse, point of maximal impulse 'PMI')

② 촉진(palpation)

- 심첨부

• 진전(thrill)
• 우심실운동(RV S3 or S4)

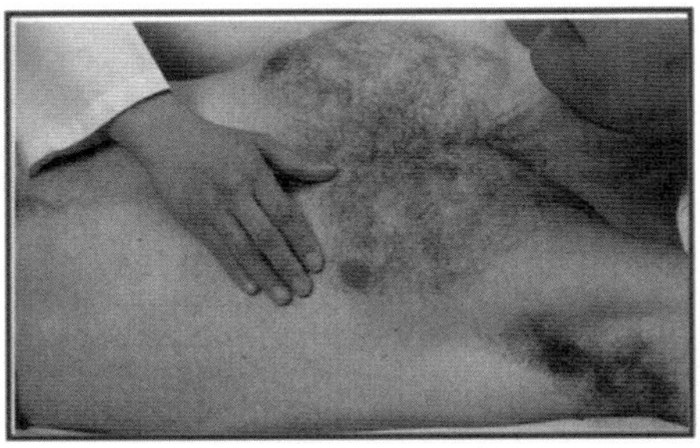

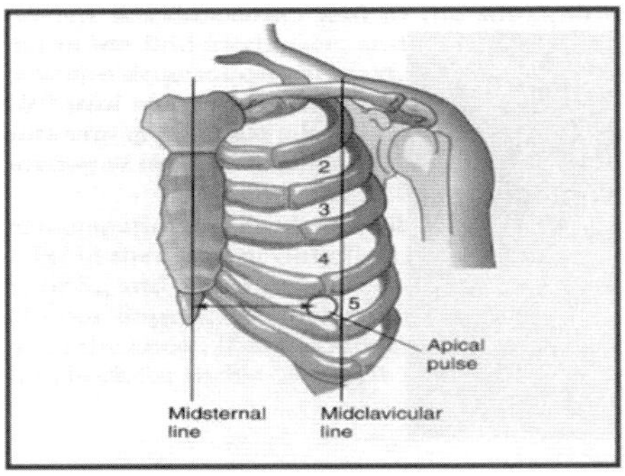

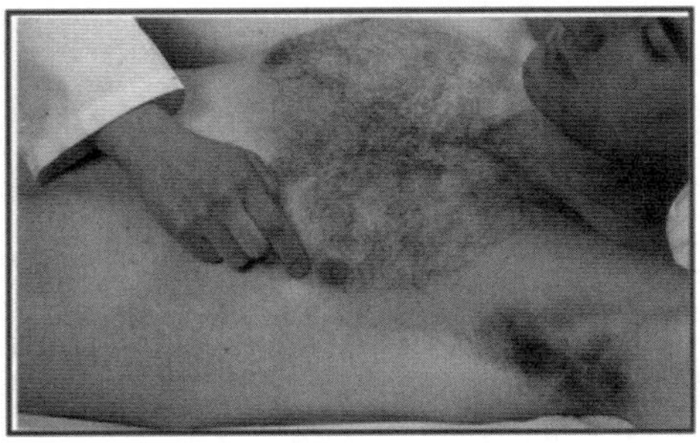

③ 타진(percussion)

• 가슴의 좌측에서 중앙으로 타진해 오면서 폐의 공명음이 들리다가 심장부위에서 소리가 탁해짐(cardiac dullness, 심장둔탁음)
• 심장의 크기를 측정하는 데 도움

④ 청진(auscultation)

(2) 청진부위 및 자세

① 청진 부위

• 2nd ICS×RSB → along the LSB → at the apex

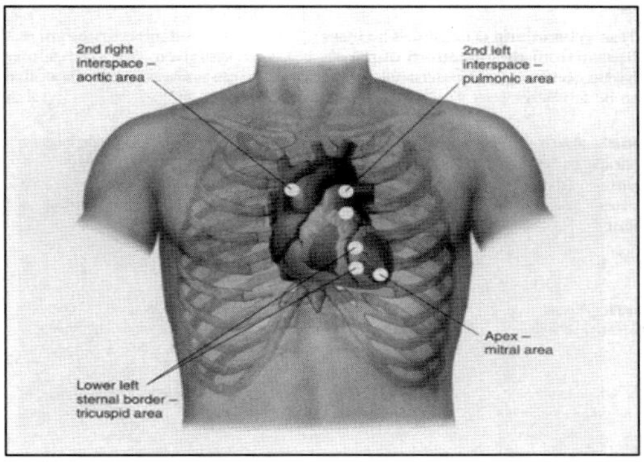

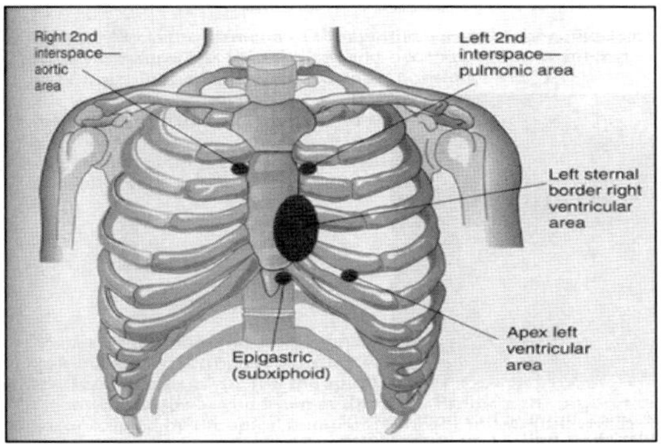

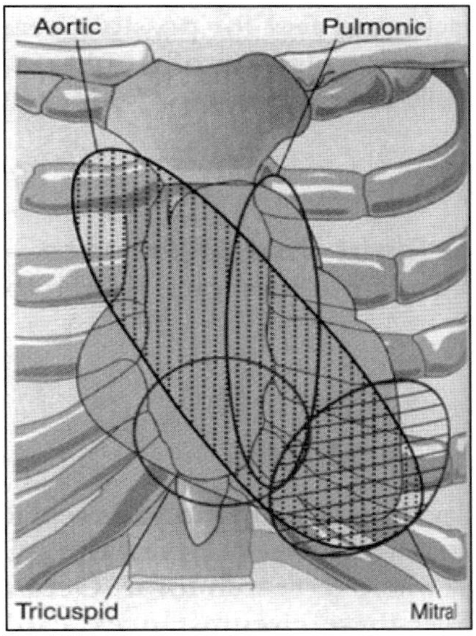

② 청진기

• Diaphragm

- 고음(high-pitched sound), 가슴에 꼭 누른다.

제1, 2심음, 폐쇄부전증 잡음, 마찰음

• Bell

- 저음(low-pitched sound), 가볍게 댄다.

제3, 4심음, 승모판 협착증

③ 자세

• 반듯이 누운 자세

• 왼쪽 옆으로 돌아누운 자세: 제3, 4심음, 승모판 협착증 잡음

• 앉아서 상체를 앞으로 기울이고 숨을 내뱉고 참은 자세: 대동맥판 폐쇄부전증 잡음, 마찰음

(3) 심음

① 제1심음

• 방실판막이 닫히는 소리

• M1, T1

• 우각차단: S1분열, 좌각차단: 하나로 들림

• 커지는 경우

 - 심박동수 증가, PR 간격이 짧은 경우, 승모판 협착증

② 박출음(ejection sound)

• 반달판이 열릴 때 나는 높은 소리

• 대동맥 또는 폐동맥이 늘어난 경우, 반달판의 협착, 대동맥판막이 이첨판인 경우 폐동맥판의 박출음은 호기시 증가

③ 수축중기 클릭(midsystolic click)

• 승모판 탈출증에서 수축 중기에 승모판이 좌심방으로 빠지면서 나는 높은 소리

• 자세나 Valsalva maneuver 등에 의해 크기나 timing이 변함

④ 제2심음

• 반달판이 닫히는 소리

• A2, P2

• 증가하는 경우

 - 고혈압, 대동맥기시부 확장, 대혈관전위

  폐동맥 고혈압, 폐동맥 확장, 직척추증(straight back syndrome)

  고정분열

 - 흡기와 호기시에 호흡과 상관없이 일정하게 분열

• 심방중격 결손증

⑤ 승모판 열림음(opening snap)

- 승모판 협착증

⑥ 심낭성 노크음(pericardial knock)

- 확장기 초기, 높은 음
- 압축성 심낭염

⑦ 제3심음

- 확장기 초기, 낮은 음, 약간 돌아누운 자세
- 심부전증, 방실판 폐쇄부전증
- 소아나 심박출량이 증가된 경우는 정상에서도

⑧ 제4심음

- 확장기 말, 심방수축 시, S1 직전, 낮은 음
- (폐동맥)고혈압, 대(폐)동맥판 협착증, 비후성 심근병증, 허혈성 심질환, 급성 승모판 폐쇄부전, 심부전증
  노인에서 들릴 수, 심방세동에서는 사라짐

⑨ 심잡음의 특징 및 기록 방법

시기	수축기, 확장기, 연속성
고저	고음, 중음, 저음
크기	grade Ⅰ ~ Ⅵ
부위	
형상적 특징	점강성, 점약성, 다이아몬드형, 편평형
전파/방사	혈류의 방향을 따라
역동적 변화	자세, 호흡에 따른 변화

(4) Different heart sounds

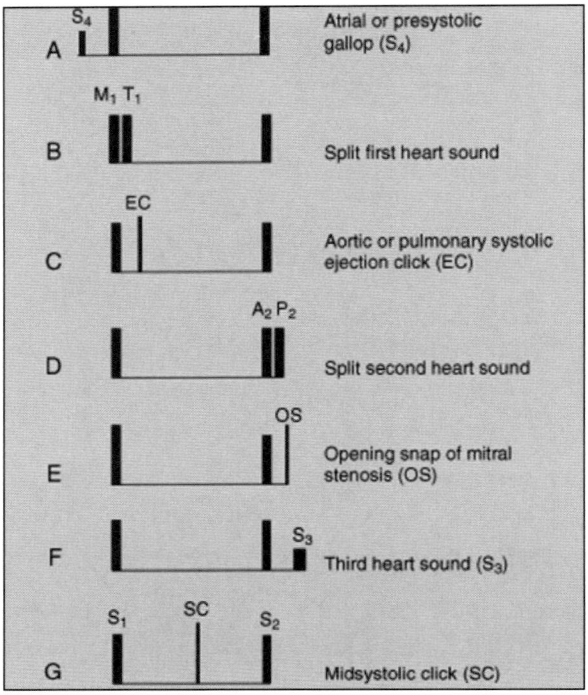

Selected Heart Rates and Rhythms

Cardiac rhythms may be classified as regular or irregular. When rhythms are irregular or rates are fast or slow, an ECG is required to identify the origin of the beats (sinus node, AV node, atrium, or ventricle) and the pattern of conduction. Note that with AV (atrioventricular) block, arrhythmias may have a fast, normal, or slow ventricular rate.

IS THE RHYTHM REGULAR OR IRREGULAR?

		ECG Pattern	Usual Resting Rate
REGULAR — WHAT IS THE RATE?	FAST (>100)	Sinus tachycardia	100–180
		Supraventricular (atrial or nodal) tachycardia	150–250
		Atrial flutter with a regular ventricular response	100–175
		Ventricular tachycardia	110–250
	NORMAL (60–100)	Normal sinus rhythm	60–100
		Second-degree AV block	60–100
		Atrial flutter with a regular ventricular response	75–100
	SLOW (<60)	Sinus bradycardia	<60
		Second-degree AV block	30–60
		Complete heart block	<40
IRREGULAR — WHAT IS THE PATTERN OF IRREGULARITY?	RHYTHMICALLY OR SPORADICALLY IRREGULAR	Early beats → Atrial or nodal (supraventricular) premature contractions; Ventricular premature contractions	See Table 3-11
		Sinus arrhythmia	See Table 3-11
	TOTALLY IRREGULAR	Atrial fibrillation	See Table 3-11
		Atrial flutter with varying block	See Table 3-11

3) Respiratory rate and rhythm

rate, rhythm, depth, effort of breathing

4) Temperature

oral, electronic, rectal, tympanic membrane

3. 통증, the 5th vital sign

4. 순환기계 질환의 병력 청취 및 신체진찰

1) 고혈압

(1) 병력 청취(History taking)

진단시기	수개월 전, 수년 전, 진단시 나이, 처음
동기	건강검진, 우연히, 감기로 내원, 두통으로 내원 등
증상	없음, 두통, 어지럼증, 흉부불쾌감, 두근거림, 호흡곤란 등
약 복용력	항고혈압제 복용 유무 소염진통제, 여성호르몬, 스테로이드 등
가족력	
위험인자/동반질환	
음주/흡연력	
기왕력	
신체 계측치	키, 몸무게, BMI, 허리둘레
혈압(number)	

(2) 진찰(Physical examination)

외모	
결막검사	빈혈 유무 관찰
갑상선	
경동맥	
심장	
복부	
말초혈관	
하지	
혈압측정	사지, 3 positional BP

2) 가슴통증

(1) 병력 청취(History taking)

부위	
모양(nature)	
지속시간/발현시간	
동반증상	
악화인자	
완화인자	니트로글리세린 반응 유무
음주/흡연력	
위험인자	
약 복용력	
경피적관동맥시술 유무	

(2) 진찰(Physical examination) 및 검사

혈압	
진찰	흉부, 안검 등
경부 및 사지 혈관	
심전도	
흉부방사선	
혈액검사	심근효소, 혈색소 등
심초음파	
감별진단	관상동맥질환, 대동맥질환, 심낭염, 근골격계질환, 기흉, 식도 및 위장관 질환 등

3) 두근거림

(1) 병력 청취(History taking)

모양(nature)	sudden or progressive regular or irregular rapid or slow skip
지속시간, 빈도	
동반증상	
악화인자	emotioanl relevance or not
완화인자	
음주·흡연력	
약복용력	
심장질환 기왕력	
동반질환	

(2) 진찰(Physical examination) 및 검사

진찰	
심전도	12유도 심전도, serial study routine 또는 증상이 있을 때
활동 중 심전도	Holter monitor Event recorder
운동부하검사	
심초음파	
혈액검사	갑상선 검사, 갈색종(pheochromocytoma), 빈혈 등
전기 생리 검사	

4) 실신

(1) 병력 청취(History taking)

모양(nature)/자세	
지속시간, 빈도	
동반증상	
악화인자	
완화인자	
음주.흡연력	
약복용력	
심장질환 기왕력	
동반질환	

(2) 진찰(Physical examination) 및 검사

진찰	
심전도	12유도 심전도 증상이 있을 때
활동 중 심전도	Holter monitor Event recorder
운동부하검사	
심초음파	
혈액검사	
전기 생리 검사	
기립경사도 검사	

참고문헌

Bates' Guide to Physical Examination and History Taking(10th ed.)

Braunwald's Heart Disease(8th ed.)

Harrison's Principles of Internal Medicine(18th ed.)

제3장
Approach to the Patient with Mental Problems

1. 정신과적 면담
2. 기분의 변화–우울장애
3. 기분의 변화–조울병(양극성 정동장애)
4. 불안장애–공황장애
5. 불안장애–강박장애, 외상 후 스트레스 장애
6. 수면장애–불면증
7. 중독질환–알코올 중독

제3장 Approach to the Patient with Mental Problems

1. 정신과적 면담

1) 다른 의학분야와 다른 점

－정신과 환자의 진찰에서는 단순한 문답이나 질의응답을 하는 것이 아니라 치료자와 환자 사이에 의사소통이 자유스러워야 한다. 정신과 환자로부터 여러 가지 정보를 얻어내려면 환자와 치료자의 관계가 잘 성립되어야 한다.

－환자 이외의 다른 사람의 이야기도 들어보아야 하며, 대개는 가족이 그 정보를 제공하게 되는데, 때로는 가족 이외의 사람으로부터도 정보를 얻어야 한다.

－정신과 진찰에서는 언어 이외의 의사소통도 중요하다. 때로 정신질환자가 치료자와의 면접에서 협력을 하지 않는 경우가 있다. 예를 들어, 정신분열병 환자에서 자폐적이고 외부의 현실을 무시하여 면접이 어려울 때가 있으며, 망상이 심한 환자가 치료자를 의심하거나 적대시하여 어려울 때도 있다. 이런 경우 언어소통의 가치는 한정되어 있으므로 치료자는 환자의 태도나 몸가짐에서 말로 표현되지 않는 일면을 찾아내야 한다.

－정신과 면담은 처음이라도 진찰에 그치지 않고 치료적인 의미를 갖는다.

2) 정신과 환자를 대할 때 조심할 점

- 직접 환자와 이야기해야 한다.
- 유머가 있어야 하며 엄격해서는 안 된다.
- 태도는 환자에게 적합하게 맞추어야 하며 부드럽고 섬세해야 한다.
- 자신을 믿어야 한다.
- 유도심문을 피해야 한다.

3) 면담 접근 방법

- 환자가 이야기하는 여러 가지 호소 중에서 주된 것을 찾는다.
- 환자의 호소를 들은 다음에는 호소의 순서와 환자의 일상생활과 호소와의 상관관계 유무를 알아보아야 한다. 즉 유발인자가 있는지 알아낸다. 외부에서의 유발인자, 예를 들면 사업, 연애의 실패, 실망, 직장문제, 학교문제, 배우자와의 불화 등이 사건적으로 증상이 나타날 계기가 될 수 있었는지를 알아야 한다. 이런 유발인자가 뚜렷하지 않을 때는 더 깊은 과거로 그 생활사를 캐내야 한다. 즉 어릴 때의 부모 형제와의 관계, 이와 관련해서 환자의 성격형성에 미친 영향, 또 현재의 증상과의 관계, 환자의 성격상의 결함 유무를 알아야 한다.
- 환자의 주장을 액면 그대로 받아들여서는 안 된다. 환자의 말을 올바르게 판단하기 위해서는 제3자의 객관적인 설명을 들어보아야 한다. 가족들의 말이 경우에 따라서는 신뢰성과 객관성이 만족스럽지 않을 때가 많은데, 그들 역시 가족인 환자의 병으로 말미암아 각기 제 나름의 느낌, 동정, 두려움, 수치심, 자책감에 사로잡혀 냉정한 사리판단과 정확성을 기하기 어렵기 때문이다.
- 환자와 정보제공자를 따로 면담하는 것이 원칙이다. 가족이 환자와 동석하기를 원하는 경우가 많은데, 이때에는 환자의 이야기를 먼저 듣고 가족이 중간에 가로채는 일이 없도록 해야 한다.
- 환자로 하여금 치료자가 자기편이고 자신을 도와주려고 한다는 믿음을 주어야 한다. 치료자는 환자에게 관심을 표시해야 하며, 동시에 자기 입장을 거짓 없이 환자에게 밝히고 왜 환자가 병원에 왔는지 등 환자가 궁금히 여기는 것을 솔직히 말해주어야 한다.
- 첫 면담은 진단에 빨리 이르도록 해야 한다. 그러려면 체계적인 질문을 해야 한다. 그

러나 항목별로 작성된 질문지를 보고 순서대로 하나하나 물으면, 취조받는 사람 같은 불쾌감을 주고 환자나 가족이 화를 내는 수가 있으니 조심해야 한다. 반대로 자유스러운 면접은 회화내용이나 태도가 의사-환자 관계의 원활한 성립을 방해하고 사교적인 수준으로 흐르기 쉽다. 따라서 면담자는 마음속으로 체계 있게 질문할 준비와 순서를 간직하고 환자로 하여금 자유스럽게 이야기할 수 있게 하는 요령과 융통성이 필요하다. 이야기가 비뚤게 나가면 바로잡아 주어 체계 있는 질문이 이루어지게 한다.

－치료자의 태도는 중립적이어야 한다. 앞서 치료한 의사의 진단이나 치료에 대해 비방을 하는 것은 치료자에 대한 환자의 불신을 조장시키는 결과를 초래한다는 것을 명심해야 한다.

－면담내용을 기록할 때, 주관적인 해석을 붙여 치료자 자신의 성격을 개입시키거나 환자나 가족의 말을 인용하면서 이를 분명히 구별하지 않고 객관적인 관찰의 기록처럼 적어서는 안 된다. 또한 문학적인 미사여구보다는 사실의 보고가 병록지 기술의 기본방법이다.

4) 정신과적 증상의 의미

사람은 누구나 정신적으로 건강한 측면과 병든 측면이 있는데, 단지 그 병든 정도가 너무 클 때 우리는 그것을 정신과적 증상이라고 부른다. 예를 들어, 비교적 문제가 없는 사람은 정신병적인 증상들은 보이지 않지만, 그래도 성격이 내성적이라든가 꽁하다든가 외골수라는 등의 사소한 문제들을 갖고 살고 있는 것이다. 반면에 문제가 심각할 경우는 망상, 환청 또는 횡설수설 등의 정신병적인 상태까지 나타날 수가 있다.

우리가 환자를 치료할 때 병적인 증상을 치료하는 데 중점을 두어야 하는 것으로 생각하나, 대부분의 경우에 있어서는 환자의 건강한 측면을 격려하고 강조하며 재강화시키고 환자가 깨닫게 함으로써 병적인 측면의 자연스러운 감퇴를 가져오게 하는 전략을 취한다.

정신질환자의 증상은 그 자체로 하나의 큰 문제이기는 하지만, 환자에게는 구원을 요청하는 신호인 동시에 적응방법의 하나이다. 환자로서는 미쳐서 헛소리라도 하는 것이 제 정신으로 괴로워하는 것보다는 훨씬 지내기가 마음이 편하다.

2. 기분의 변화—우울장애

1) 우울증

우울증이란 가장 흔한 정신장애 중 하나로 사람이 살아가면서 일상의 삶에 대하여 흥미를 느끼지 못하고 절망하는 즉, 사는 맛을 알지 못하게 되는 병이다.

우리는 때때로 친구, 친척이나 주변사람들에서 사회생활이나 직장생활에서 어려움을 겪는 우울증 환자들을 볼 수 있다. 실제로 적어도 성인 10명중 1명은 일생동안 한 번 이상 우울증을 경험한다고 하며, 어떤 연구에 의하면 일생 동안에 우울증에 걸릴 확률이 30%에 달한다고 한다. 그러나 대다수의 환자들은 전문가의 도움을 받지 않고 단지 10~25%만이 전문가로부터 치료를 받는다고 한다.

전형적인 우울증은 우울감, 흥미 상실이나 체중감소, 수면 장애, 죄책감, 정신운동의 지연이나 초조 및 자살 사고 등의 증상을 나타내지만, 어떤 환자들은 단지 요통이나 만성적 피로감을 나타내고 극단적인 환자들은 피해망상이나 환청을 나타내는 등 그 임상 양상은 매우 다양하다. 그러나 이런 다양한 환자들이 모두 우울증일 뿐만 아니라, 심지어 같은 치료 방법에도 잘 반응한다. 일반적으로 모든 우울증에 나타나는 질병 특유의 증상은 없다. 그러므로 정신과 의사뿐만 아니라 모든 임상 의사들은 우울증에 편재해 있는 증상이나 소견에 대하여 필수적으로 알아야 한다.

2) 역학

여러 보고에 의하면 주요 우울장애의 평생 유병률은 약 15%로 상당히 높다. 또한 1차 진료환자에서 발병률은 약 10% 정도이고, 입원환자의 경우는 15%에 달한다. 우리나라에서도 많은 통계가 있으나 전국적인 역학 조사에서 3.31~3.47%로 나타났다. 연령별 분포를 보면 발병 연령의 평균이 약 40세이며, 50% 이상이 20~50세 사이에 발병하며, 아동기나 노년기에도 발병할 수 있으나 드물다. 그러나 최근 연구에 의하면, 젊은 연령층에서 알코올이나 약물 남용의 증가로 우울증의 발병 연령이 빨라지고 발병률도 증가하는 경향이 있다.

인종이나 사회경제적 상태에 따른 유병률의 차이는 없으나, 친밀한 대인관계가 없거나, 이혼하거나, 별거한 사람들, 즉 불안정한 결혼 상태 등에서 유병률이 높다.

성별의 차이를 보면 국가나 문화에 관계없이 전체적으로 남자보다 여자에서 2배나 높은 유병률을 나타내는데, 그 이유는 호르몬 분비의 차이, 출산의 영향, 남녀의 서로 다른 정신사회적 스트레스, 습득된 절망감의 행동 모델 등에 의한 것으로 보고된다.

계절성의 유병률은 위도, 연령, 그리고 성별에 따라 다양한 것으로 보이나, 유병률은 위도가 높아짐에 따라 증가한다. 또한 나이는 계절성의 강한 예측 인자로서, 젊은 사람들에 있어서 겨울에 우울증 삽화의 위험률이 높은 것으로 보고되고 있다. 60~90%가 여성이 차지하나, 여성이란 성 변인이 반복성 주요 우울장애에 대한 특정 위험 요인인지는 명확하지 않다.

3) 진단

원인, 증상, 생화학적 기전, 치료 반응 및 예후 등의 상관관계가 아직 충분히 밝혀져 있지 않아 누구나 인정할 수 있는 우울장애의 분류 체계를 만들어 내기란 어려운 실정이다. 이와 같은 복잡한 상관관계 때문에 임상적으로 과거 여러 가지 상태에 따라 분류하였다.

(1) DSM-IV의 진단기준

A. 다음 증상 가운데 5개(또는 그 이상) 증상이 연속 2주 기간 동안 지속되며, 이러한 상태가 이전 기능으로부터의 변화를 나타내는 경우: 위의 증상 가운데 적어도 하나는 (1) 우울 기분이거나, (2) 흥미나 즐거움의 상실이어야 한다.

※ 주의: 명백한 일반적 의학적 상태나 기분과 조화되지 않는 망상이나 환각으로 인한 증상이 포함되지 않는다.

① 하루의 대부분, 그리고 거의 매일 지속되는 우울한 기분이 주관적인 보고(슬프거나 공허하다고 느낀다)나 객관적인 관찰(울 것처럼 보인다)에서 드러난다.

※ 주의: 소아나 청소년의 경우는 과민한 기분으로 나타나기도 한다.

② 모든 또는 거의 모든 일상 활동에 대한 흥미나 즐거움이 하루의 대부분 또는 거의 매일같이 뚜렷하게 저하되어 있을 경우(주관적인 설명이나 타인에 의한 관찰에서 드러난다).

③ 체중 조절을 하고 있지 않은 상태(예: 1개월 동안 체중 5% 이상의 변화)에서 의미 있는 체중 감소나 체중의 증가, 거의 매일 나타나는 식욕 감소나 증가가 있을 때.

※ 주의: 소아의 경우 체중 증가가 기대치에 미달되는 경우 주의할 것.

④ 거의 매일 나타나는 불면이나 과다수면

⑤ 거의 매일 나타나는 정신 운동성 초조나 지체(주관적인 좌불안석 또는 처진 느낌이 타

인에 의해서도 관찰 가능하다)

⑥ 거의 매일의 피로나 활력상실

⑦ 거의 매일 무가치감 또는 과도하거나 부적절한 죄책감을 느낌(망상적일 수도 있는) (단순히 병이 있다는 데 대한 자책감이나 죄책감이 아님)

⑧ 거의 매일 나타나는 사고력이나 집중력의 감소, 또는 우유부단함(주관적인 호소나 관찰에서)

⑨ 반복되는 죽음에 대한 생각(단지 죽음에 대한 두려움뿐만 아니라), 특정한 계획 없이 반복되는 자살 사고 또는 자살 기도나 자살 수행에 대한 특정 계획

B. 증상이 혼재성 삽화의 기준을 충족시키지 않아야 한다.

C. 증상이 사회적, 직업적, 기타 중요한 기능 영역에서 임상적으로 심각한 고통이나 장해를 일으킨다.

D. 증상이 물질(예: 약물 남용, 투약)이나 일반적인 의학적 상태(예: 갑상선 기능저하증)의 직접적인 생리적 효과로 인한 것이 아니다.

E. 증상이 사별에 의해 잘 설명되지 않는다. 즉, 사랑하는 사람의 상실 후에 증상이 2개월 이상 지속되거나, 현저한 기능 장해, 무가치감에 대한 병적 집착, 자살 사고, 정신병적 증상이나 정신운동 지체가 특징적으로 나타날 경우에만 이 장애의 진단이 내려진다.

4) 다양한 우울장애의 증상

(1) 기분

- 스스로 우울하다고 표현한다.
- 슬픔을 느끼며 혼자 눈물을 흘릴 때도 많다.
- 아침 눈뜨고 나서가 가장 심하고, 오후 혹은 저녁으로 갈수록 덜한 경우가 많다.
- 우울하기보다는 불안하거나, 아무런 기분을 느끼지 못한다고 이야기하는 환자도 적지 않다.

(2) 사고 내용

- 과거의 일들이 계속 떠오르며 헤어나지 못한다.
- 후회가 되거나 다른 사람을 원망한다.

- 미래도 모두 비관적으로 느껴지며 스스로 생각해도 불필요한 일에까지 잔걱정이 많다.
- 매사에 자신감이 없고 전에는 힘들지 않던 일들이 힘겹게만 느껴지고 아무 일도 할 수 없는 것처럼 느껴진다.
- 자신이 시원찮은 사람이고, 가족 혹은 주변사람들에게 짐만 되는 쓸모없는 인간이라는 생각이 든다.
- 이렇게 사느니 차라리 죽는 것이 낫다는 생각을 하기도 하고, 더 이상 살 가치가 없는 인간이라는 생각 끝에 적극적으로 자살을 생각하기도 한다.
- 주변사람들이 자신을 비웃거나 놀린다는 생각이 들기도 하며, 이런 증상이 발전하면 피해망상이 될 수도 있다.
- 건강염려증, 신체망상, 빈곤망상, 허무망상 등이 생기기도 한다.

(3) 사고 과정 및 인지 증상

- 사고의 속도가 느려진다.
- 머리 회전이 제대로 되지 않으며 아이디어가 떠오르지도 않고 말을 들어도 무슨 말인지 이해가 되지 않는다(환자들은 건망증이 심해졌다거나 기억력이나 집중력이 감퇴되었다고 표현한다).
- 글을 조금만 읽어도 앞에 무슨 말이 있었는지 기억이 나지 않아서 다시 읽기를 반복하며, 다 읽어도 무슨 내용인지 이해되지 않는다고 호소한다.

(4) 지각장애

- 이인증, 비현실감이 흔하게 나타난다.
- 환각은 드물지만 나타날 수 있다.

(5) 신체증상

- 몸에 기운이 없으며, 항상 피곤하다.
- 몸이 굳어서 움직이기 어렵다고 호소하는 환자들도 있다.
- 자율신경계 증상, 두통, 소화불량, 관절통 등 구체적인 신체증상을 호소하는 환자들도

많다(기분은 우울하다고 호소하지 않으면서 신체적 불편감에만 집착하기도 하는데, 이런 경우를 가면우울증이라고 한다).

(6) 수면과 식욕, 성욕

- 수면장애는 가장 흔한 증상 중의 하나이다.
- 잠들기 힘들고, 중간에 자주 깨며, 새벽에 일찍 잠에서 깨어 다시 잠들기 힘들어 한다.
- 식욕이 감소되어 식사량과 체중이 감소한다.
- 성욕이 감소한다.
- 일반적인 경우와 달리 수면과다나 식욕증가를 호소하는 환자들도 있다. 이런 경우를 비전형이라고 한다.

(7) 재미, 흥미, 관심, 의욕, 동기

- 외부에 대한 관심이 줄어들며 아무 일에도 흥미를 느끼지 못한다.
- 사람 만나기도 싫어지고 바깥 출입도 하지 않게 된다.
- 의욕이 줄어들어 만사가 귀찮아진다.
- 증상이 심해지면 거의 반응을 보이지 않는 우울성 혼미에 빠지기도 한다.

5) 우울장애의 원인

최근 사회적 환경의 급격한 변화, 경제적 어려움, 스트레스의 증가 등으로 심리적인 불편감이나 불안, 우울증을 호소하는 사람이 점차 증가하고 있다는 신문기사나 뉴스를 자주 접하게 된다. 우울장애의 원인은 현재까지 연구된 바로는 생물학적 원인, 유전적 원인, 심리사회적 원인의 세 가지가 있는데, 이들 원인이 서로 복합적으로 작용하여 우울증이 생기는 것으로 알려져 있다. 그래서, 생물－심리－사회적 접근(Bio-Psycho-Social approach)이 필요하다.

이들 원인의 기여도는 환자 개개인에 따라 다르기 때문에 정신과적 면담 접근을 통해서 각 환자 나름의 주요 원인을 찾아보는 것이 진단과 평가, 치료에 도움이 될 것이다.

(1) 생물학적 요인

- 세로토닌 또는 노르에피네프린 등의 생화학 물질이 중추신경계에서 감소
- 신경호르몬의 조절이상
- 수면 리듬의 이상이나 계절의 변화
- 뇌의 구조물에 이상 등이 보고되고 있다.

(2) 유전적 원인

아직 명확히 밝혀진 것은 없지만, 부모가 우울증 병력이 있을 때 자녀가 우울증이 생길 확률이 정상인보다는 조금 높다(2배 정도)는 정도이다.

(3) 심리사회적 원인

발병 전 상당기간 동안 생활사건으로 인한 스트레스, 특히 11세 이전에 부모를 잃는 경우, 배우자상실, 죽음, 이별, 실패, 실망, 불화 등의 생활사건 등을 경험한 경우 우울증의 발병율이 높다. 또한, 의존적이거나 꼼꼼하거나 과시적인 성격 특성이 우울증과 관련이 있다고 제시되었다.

(4) 정신분석적 원인

정신분석적 견해로서 분노가 자신에게로 향할 때 나타나는 현상이 우울증일 수 있으며, 어렸을 때 부모와의 이별 경험이 많았던 경우 이러한 심리적 상처가 우울증의 원인일 수 있음을 지적하였다.

(5) 학습된 무기력(실험심리학자들의 견해)

실험심리학자들의 견해로서, 실험적으로 동물들을 피할 수 없는 고통에 반복되도록 노출시키면 실험동물은 포기 상태가 되어 고통을 피할 수 있더라도 피하려 하지 않게 되고, 무기력, 무망감, 활동 저하 등의 행동 양상을 나타내는데, 이를 학습된 무기력이라 한다.

(6) 인지기능의 손상

인지학자들은 자기자신, 타인, 세상에 대한 부정적 평가나 과도한 책임감, 자기 탓 등의 인지적 왜곡이 우울증의 발생, 경과에 관여한다고 하였고, 이러한 개념에서 우울증에 대한 인지 치료가 시행된다.

6) 우울장애의 치료 전반

중등도 혹은 중증인 우울증은 정신치료와 약물치료를 함께 하는 '통합치료(統合治療)'의 전략을 짜야만 한다. 이때 광선(光線)치료, 행동치료, 인지치료, 예술치료, 및 전기충격치료 등이 동반되기도 한다. 또한 우울증 중에는 약물을 사용하지 않고 '정신치료(精神治療)' 혹은 '인지치료(認知治療)'만을 시행하는 경우도 드물지는 않다. 우울증 치료에서 심리－사회적인 측면과 영적인 측면을 강조해야 하는 이유가 여기에 있다.

우울증을 앓는 환자들은 어느 정도 자신의 병을 인식하고는 있지만 병원에 와서 직접 치료를 받는 사람들은 그다지 많지 않다. 정신과 치료는 약물치료만 하는 것으로 잘못 알고 있거나 또 정신과 약은 중독된다는 오해를 하기 때문인 것 같다. 가족이나 친지들 탓도 있다. 치료를 잘 받는 환자를 위로는 못할망정 방해를 일삼는 경우가 허다하다. 정신병자 취급을 하기도 하고 잘못된 사이비 치료를 권하기도 한다.

우울증 치료는 약물만으로 하는 것이 아니다. 약물투여만으로 우울증을 치료하려는 시도들은 불충분한 치료이며, 정신과에서의 면담 및 심리치료도 중요하다. 그리고 우울증 치료약은 절대 사람을 중독시키는 약이 아니며, 다만 너무 늦게 치료를 시작하거나, 부적절한 치료를 함으로써 장기간 약물을 복용하는 경우는 있을 수 있다.

(1) 항우울제의 적응증

항우울제는 주요 우울장애의 치료 및 재발 방지가 주된 적응증이다. 기분부전장애, 공황장애, 범불안장애, 강박장애, 섭식장애, 동통장애, 야뇨증, 주의력결핍장애, 소화성 궤양, 신체 질병과 동반된 우울 증상, 외상후 스트레스장애 등에 항우울제가 효과적으로 사용된다. 또한 SSRI는 사회공포증, 비만, 경계성 인격장애, 양극성장애의 우울증 삽화의 경우에도 사용될 수 있다.

(2) 항우울제의 종류 및 대표적 항우울제

항우울제는 삼환계 항우울제, MAO 억제제, 선택적 세로토닌 재흡수 차단제(SSRIs), 비정형 항우울제 등으로 분류할 수 있다. 삼환계 항우울제에는 imipramine, amitriptyline, doxepin, clomipramine, nortriptyline 등이 있으며, MAO 억제제는 (phenelzine, tranylcypromine), moclobemide(RIMA), SSRIs에는 fluoxetine, paroxetine, sertraline, fluvoxamine, (citalopram) 등이 있다. 비정형 항우울제에는 (bupropion), trazodone, nefazodone, mirtazapine(NaSSA), venlafaxine(SNRI), tianeptine 등이 있다.

- TCA(tricyclic antidepressant)
- MAOI(monoamine oxidase inhibitor)
- SSRI(selective serotonin reuptake inhibitor)
- 기타: RIMA(reversible inhibitor of MAO-A), SRE(serotonin reuptake enhancer), SARI(serotonin antagonist and reuptake inhibitor), SNRI(serotonin and norepinephrine reuptake inhibitor), NRI (norepinephrine reuptake inhibitor), NaSSA(noradrenergic and specific serotonergic antagonist), NDRI(norepinephrine and dopamine reuptake inhibitor)

(3) 항우울제의 항우울 효과에 대한 작용 기전

삼환계 항우울제는 단기적으로는 세로토닌과 norepinephrine의 시냅스전 신경원으로의 재흡수를 차단하여 시냅스내 세로토닌과 norepinephrine의 양을 증가시키나 장기적으로는 5-HT2 수용체와 β-adrenergic 수용체의 감수성이 저하되어 이것이 항우울 효과와 관련되는 것으로 보인다. MAO 억제제는 시냅스에서 MAO를 억제하여 카테콜아민의 양을 증가시키며, SSRIs는 선택적으로 세로토닌 재흡수를 억제하여 항우울 효과를 나타내고, trazodone과 nefazodone은 세로토닌 재흡수를 차단하면서 5-HT2 수용체에 길항적으로 작용하여 항우울·항불안 효과를 나타내며, venlafaxine은 serotonin과 norepinephrine 및 dopamine의 재흡수 차단에 의해, mirtazapine은 noradrenergic과 serotonergic 신경전달을 강화하여 항우울 효과를 나타낸다.

(4) 항우울제의 부작용 요약

항우울제의 부작용으로는 항콜린 작용, 기립성 저혈압·심장 전도 장애 등의 심혈관계 부작용, 진정 작용과 각성 작용, 성기능 장애, 소화기 장애, 체중 증가와 감소, 진전·경련·두통 등의 신경학적 부작용, 세로토닌 증후군, 고혈압 위기(MAOI), 알레르기 반응, 간 독성 등이 있다. 또한 삼환계 항우울제는 조증을 유발하거나 정신분열증 증상을 악화시킬 수 있다. 임신과 수유 시에는 사용하지 않는 것이 좋고, 삼환계 항우울제를 과량 복용하면 치명적일 수 있으므로 자살 위험이 있는 사람에게는 1주 이내로 처방하여야 한다.

3. 기분의 변화—조울병(양극성 정동장애)

1) 조울병(양극성 정동장애)

양극성 정동장애는 기분과 활동 수준 장애의 삽화가 최소한 2회 이상 반복되는 경우로 어떤 삽화는 기분의 고양과 활력 및 활동의 증가(경조증이나 조증)를 나타내고, 또 어떤 삽화는 기분의 저조와 활력 및 활동의 감소(우울증)가 나타나기도 한다. 특징적으로 삽화와 삽화 사이에는 대부분 완전한 회복이 있다.

양극성 정동장애는 과거에 최소한 한 번의 조증이나 경조증 삽화가 있어야 하며, 그 분류는 현 삽화가 어디에 속하느냐에 달라진다. 현재의 삽화가 우울증일 경우에는 우울증의 정도 및 증상에 따라 진단을 세분하고 있다.

2) 역학

전체 인구의 1% 정도가 심각한 수준이며 3~5% 정도가 앓고 있다고 보여진다. 남녀 성별 발생률에는 차이가 없고, 평균 발병연령이 30세 전후이다. 이혼, 독신인 경우 결혼한 사람에 비해 발생빈도가 높다고 알려져 있으며, 사회 경제적, 문화적으로는 상류층에서 조금 더 높은 발생률이 조사되기도 하였다.

3) 임상증상

기분장애는 우울증과 조증의 두 가지 기본 증상 패턴이 있다. 우울증은 주요 우울장애와 양극성장애 모두에서 발생할 수 있는데, 이 경우 임상적으로 특이한 차이점은 거의 발견할 수 없다. 하지만 임상적으로 환자의 기왕력, 가족력, 앞으로의 임상경과들을 참고한다면 주요 우울장애인지 양극성장애의 우울증인지를 구별하는 데 도움이 될 수 있다.

양극성장애의 어떤 경우는, 조증과 우울증 양상 모두를 나타내는 혼재성 삽화를 보이는 수도 있다. 어떤 환자들은 조증 삽화 동안에 수분에서 2~3시간 아주 짧은 우울 삽화를 나타내기도 한다.

(1) 조증의 일반적인 양상

들뜨고 과대적이고 또는 과민하고 흥분하기 쉬운 기분을 보인다. 들뜬 기분은 다행감으로 나타나고, 또 흔히는 다른 사람도 같은 기분을 가지게끔 영향을 주기 때문에 종종 경험 없는 의사는 병이 아닌 것으로 보는 경우도 있다.

조증 환자들은 지나치게 술을 과음하는 경우가 많고, 억제력의 상실로 인해 지나치게 전화를 사용하거나 어떤 경우에는 상대방의 입장은 전혀 개의치 않고 새벽에 쓸데없는 장거리 전화를 마구 걸기도 한다. 도박판에 병적일 정도로 몰두하거나 공공장소에서 옷을 벗기도 하고, 이상야릇한 밝은 색깔의 옷이나 보석 등으로 별난 몸치장을 하기도 하고 또, 수화기를 제자리에 놓는 것을 까먹는 등 사소한 일에 대한 부주의가 증상적 표현으로 나타난다. 환자들의 즉흥적이고 충동적인 행동들은 나름대로의 확신과 목적을 가지고 있다.

환자들이 종교적, 정치적, 경제적, 성적 또는 피해적 사고에 몰두하여 어떤 경우에는 복잡한 망상적 체계로 발전하기도 한다. 드물긴 하지만 조증환자들이 퇴행해서 대소변을 가지고 장난을 하는 경우도 종종 있다.

(2) 경조증

사회적, 직업적 기능면에 심한 손상을 주거나 반드시 입원을 해야 할 정도까지 증상이 심하지는 않지만, 생활 기능 면에서 환자가 증상이 없을 때 볼 수 없었던 명확한 변화가 동반되게 마련이다.

조증 삽화동안 편집증, 망상 및 환각과 같은 정신병적 증상들도 발현될 수 있는데 보고에 의하면, 조증에서 망상은 48%, 환각은 15%에서 발생된다고 한다. 조증에서의 망상은 그들의 기분과 일치되는 과대적이거나 종교적 또는 성적 내용인 경우가 많지만, 드물게는 기분과 일치되지 않는 내용으로 나타나는 경우도 있다. 환각은 환청이나 환시 모두가 나타날 수 있는데, 대체로 황홀하거나 종교적 내용인 경우가 많고 또 일시적으로 나타나는 경향이 있다.

4) 양극성장애의 진단

우울장애와 마찬가지로 양극성장애에서도 많은 수의 환자가 단지 한 번의 조증 삽화만을 앓기 때문에 조증 삽화와 양극성 정동장애로 구분되어 있다. 또한 경조증은 조증의 초발 단계나 회복 단계에서 자주 볼 수 있는 상태로서 망상, 환각 또는 정상적인 활동의 완전한 와해 없이 나타나는 중간 단계를 명명하기 위해 사용된다.

(1) 경조증의 ICD-10 진단기준

고양된 혹은 변화된 기분과 증가된 활동에 상응하는 몇 가지의 특징들이 최소한 며칠 동안 계속 나타나서, 그 정도와 지속성이 순환성 기분장애에서 기술된 것보다 더 심하고 길어야 한다. 업무수행 혹은 사회활동이 완전히 와해되거나 심할 경우는 중증 진단을 붙여야 한다.

(2) 조증 삽화의 DSM-IV 진단기준

A. 비정상적으로 의기양양하거나, 과대하거나 과민한 기분이 적어도 1주간(만약 입원이 필요하다면 기간과 상관없이) 지속되는 분명한 기간이 있다.

B. 기분 장해의 기간 도중 다음 증상 가운데 3가지(또는 그 이상)가 지속되며(기분이 과민한 상태라면 4가지), 심각한 정도로 나타난다.

① 팽창된 자존심 또는 심하게 과장된 자신감

② 수면에 대한 욕구 감소(예: 단 3시간의 수면으로도 충분하다고 느낌)

③ 평소보다 말이 많아지거나 계속 말을 하게 됨

④ 사고의 비약, 또는 사고가 연달아 일어나는 주관적인 경험

⑤ 주의 산만(예: 중요하지 않거나 관계없는 외적 자극에 너무 쉽게 주의가 이끌림)

⑥ 목표 지향적 활동의 증가(직장이나 학교에서의 사회적 또는 성적 활동) 또는 정신 운동성 초조

⑦ 고통스러운 결과를 초래할 쾌락적인 활동에 지나치게 몰두(예: 흥청망청 물건사기, 무분별한 성행위, 어리석은 사업투자)

C. 증상이 혼재성 삽화의 진단 기준을 충족시키지 않는다.

D. 기분 장해로 인해 직업적 기능이나 일상적인 사회 활동, 대인관계에서의 뚜렷한 손상을 초래하거나, 자신이나 타인에게 해를 입히는 것을 방지하기 위해 입원이 필요할 정도로 기분 장해가 심각함. 또한 정신병적 양상이 동반된다.

E. 증상이 물질(예: 약물 남용, 투약 또는 기타 치료)이나 일반적인 의학적 상태(예: 갑상선 기능항진증)의 직접적인 생리적 효과로 인한 것이 아니다.

5) 치료

기분장애의 치료는 정신과 의사의 입장에서 보람을 느낄 만하다. 즉, 오늘날 조증 삽화나 우울증 삽화 모두에서 특수한 치료들이 이용될 수 있을 뿐만 아니라, 예방 치료 또한 효과적일 수 있다. 각 삽화에 대한 예후만을 따질 때에는 양호한 편이기 때문에, 환자나 그 가족들이 낙관을 해도 좋다. 그러나 기분장애가 재발을 반복하는 만성적 질환임을 환자나 가족들이 알도록 해야 하고, 계속 치료가 필요하다는 점을 인식시켜 주는 것이 반드시 필요하다.

(1) 입원치료

환자를 입원치료 할 것인지, 아니면 외래치료 할 것인지를 결정하는 일이 임상가가 해야 할 가장 우선의 중요한 일이다.

진단상 필요가 있거나, 자살이나 살인의 위험성이 있거나, 일상생활을 할 수 있는 능력이 심히 저하되어 있을 경우, 입원 조치를 취하는 것이 바람직하다. 과거 증상의 진행이 아주 빨랐던 기왕력이 있거나, 환자의 일상적 지지 체계가 붕괴되었을 경우에도 입원이 바람직하다. 기분장애 환자들은 자발적으로 입원하는 일은 드물고 강제로 입원시켜야 할 경

우가 많다. 심한 우울증 환자들은 사고지연, 부정적인 사고 및 절망감 때문에 입원을 해야겠다는 결정을 하지 못하는 경우가 많고, 조증환자들은 그들의 장애에 대한 병식이 완전히 결여되어 있는 경우가 흔하기 때문에 입원 자체를 전혀 불필요한 것으로 받아들이기 일쑤이다.

(2) 정신치료

주요 우울장애보다도 양극성장애의 단기 및 장기 치료는 약물 치료가 더욱 중심이 된다. 그러나 정신치료 역시 질병의 전 국면에 걸쳐 사실상 중요한 부가적 역할을 한다. 정신치료는, 재발 빈도를 증가시킬 뿐만 아니라 증상을 악화시키는 데 있어서 부담스러운, 생활사건과 같은 심리 사회적 스트레스 인자가 어떤 역할을 하는지 또는, 질병 자체로 초래된 정신적, 대인관계적 또는 사회적 결과 등을 주요 대상으로 한다.

(3) 약물치료

① 항조증 약물의 적응증

항조증 약물은 양극성장애와 순환성장애(cyclothymia)의 치료 및 재발 방지에 주로 사용되며, 분열 정동장애·주요 우울장애·정신분열병의 병합 요법에 쓰이고, 충동조절장애·경계성인격장애·기질성 정신장애 등의 공격성을 치료하는 효과가 있다.

② 항조증 약물의 부작용 및 독성

리튬(lithium)은 신장 기능장애, 갑상선기능저하와 부갑상선기능항진, 심전도상 T파의 변화를 나타내며, 치료 용량에서 (propranolol로 호전되는) 진전과, 소화기 장애, 여드름 등의 피부 발진, 부종, 체중 증가를 보인다. 임신 초기 3개월 동안 복용하면 태아의 Ebstein's anomaly가 증가하며, 리튬의 독성은 혈청 리튬 농도 1.5mEq/L 이상에서 나타나 복통, 구토, 설사, 진전, 운동 실조를 보이다가 2mEq/L 이상에서 무도병 운동, 건 반사 증가, 경련, 섬망, 혼수, 2.5mEq/L 이상에서는 신부전, 사망에 이른다. Carbamazepine은 백혈구 감소증, 과민성 간염, 박탈성 피부염 등의 부작용이 나타날 수 있으며, valproate는 간 독성의 부작용으로 나타날 수 있다. 임신 시에 복용하면 carbamazepine과 valproate 모두에서 태아의 신경계 이상이 증가된다.

③ 대표적 항조증 약물

대표적 항조증 약물로는 리튬, carbamazepine, valproic acid 등의 항경련제, verapamil 등의 칼슘 통로 차단제, 기타 clonazepam과 clonidine 등을 들 수 있다.

④ 리튬의 적정 혈중 농도, 금기 사항, 부작용 및 리튬 치료시 필요한 검사들

리튬의 적정 혈중 농도는 급성기 0.9~1.5mEq/L, 유지요법시 0.6~1.2mEq/L이다. 금기 사항은 신장 장애, 갑상선기능저하, 심근 장애, sick sinus syndrome, 임신, 파킨슨병, 중증 근무력증 등이다. 리튬은 치료 용량에서 다뇨증, 번갈증(propranolol로 호전되는) 진전과, 소화기 장애, 여드름 등의 피부 발진, 부종, 체중 증가 등의 부작용을 나타내며, 장기 치료시에 만성 간질성 신염 등의 신장 기능 장애, 갑상선기능저하와 부갑상선기능항진, 심전도상 T파의 변화 등 부작용이 나타날 수 있다. 리튬 치료시 필요한 검사는 치료 전에 CBC, 혈청 전해질, BUN/Cr, 갑상선 기능 검사, 소변 검사, 심전도, 임신 검사 등이며, 혈청 리튬 농도는 처음 1개월간은 매주, 6개월까지는 매달 측정하고 이후에는 2~3개월마다 측정한다. 또한 3~6개월마다 갑상선 및 신장 기능 검사를 실시한다.

⑤ 항조증 약물들의 타약물과의 복합 사용

급성 조증의 치료시에는 항조증 약물과 항정신병 약물(haloperidol, chlorpromazine, risperidone)이나 benzodiazepine의 복합 사용이 필요하며, 혈중 농도가 치료 농도에 이르면 항조증 약물을 단독 사용할 수 있다. 급속 순환형(rapid cycling) 양극성장애에 대해서는 리튬과 levothyroxine(T4) 혹은 리튬과 carbamazepine을 복합 사용하여 효과를 볼 수 있다.

⑥ 항조증 약물들의 작용 기전

리튬의 작용 기전은 여러 신경전달물질에 의한 adenylate cyclase 활성을 억제하여 cAMP를 감소시키고, 신경원에서 inositol-1-phosphatase를 차단하여 신경전달물질에 대한 세포 반응을 감소시키며, Na+에 대치하여 세포 흥분성을 감소시키고 Ca++, Mg++에 대치하여 세포막 투과성에 영향을 주는 것으로 추정되고 있다. 신경원에 역치하 자극을 반복적으로 가하면 활동 전위를 유발시키는 전기생리학적 과정에 의하여 기분 장애가 발생한다는 점적(kindling) 이론에 대해 carbamazepine과 valproate 등의 항경련제는 이러한 점적을 억제하여 기분 장애를 치료하며, 또한 항경련제는 GABA transaminase를 억제하여 GABA의 이화작용을 저하시킴으로써 항경련 작용과 항조증 효과를 나타낸다.

⑦ 치료 과정

종종 입원치료가 권고된다. 조증 상태에서 발생하는 다양한 사회적, 경제적 문제를 차단해야 하기 때문이다.

급성기 조증상태에서는 안정, 격리 및 약물 치료가 필요하며, 조증 혼재성 삽화의 경우, 기분 조절제, 비정형 항정신병 약제, 우울 삽화에서는 기분 조절제, 항우울제의 병합 처방이 필요하다. 1년 4회 이상의 조증 삽화를 보이는 급속 순환형의 경우, 기분 조절제, 라모트리진 등의 2가지 이상 병용 투여가 필요할 때가 많고, 이외 재발 방지를 위한 심리 사회적 치료가 요구된다.

⑧ 유지치료

일반적으로 한 번 이상 재발했던 양극성장애 환자의 경우 예방목적으로 유지치료가 바람직하다. 예방적 차원에서 유지 치료를 할 경우 사용 약물이 비교적 안전한 것인지, 이러한 목적에 부합될 만한 효능이 확실히 있는지 또 재발했을 경우에 심각한 심리 사회적 문제들이 야기될 가능성이 있는지를 염두에 두고 결정해야 한다. 유지치료의 선택 약물은 조증 및 우울증 삽화 모두의 재발 빈도, 심한 정도, 그리고 지속기간에 따라서 lithium, valproic acie, carbamazepine 등의 기분 조절제 및 비정형 항정신병 약제가 투여될 수 있다.

6) 경과

양극성장애는 발작적 삽화로 나타나고 또 재발을 되풀이하는 질병이다. 양극성장애 환자들 중 과거 순환성 기분장애로 진단 받았던 경우들도 때로는 있지만 양극성장애와 특정한 인격 특성과의 관계는 증명되지 않고 있다. 양극성장애가 우울증으로 시작되는 경우가 가장 흔한데, 여성의 경우 75%와 남성의 경우 67%가 이 경우에 해당된다.

대부분의 환자들은 우울증과 조증 모두를 경험하지만 10~20%에서는 조증만을 경험하는 것으로 보고되고 있다. 조증의 발병은 수 시간 또는 수일에 걸쳐 빠르게 발현되는 것이 상례이지만, 때로는 2~3주에 걸쳐 발현되는 경우도 있다. 치료하지 않은 조증은 약 3개월 정도에서 계속되기 때문에 임상적으로 3개월 전에 치료약물을 중단해서는 안 된다.

양극성장애가 진행됨에 따라 재발 주기의 기간인 삽화의 시작에서부터 다음 삽화의 시작까지의 기간이 짧아지는 경향이 있다. 그러나 약 5번 정도의 재발을 하고 나서는 재발주기 기간이 6~9개월로 고정되는 수도 흔히 있다. 어떤 양극성 환자들은 급속 순환성 장애가 나타날 수도 있는데, 이 장애의 진단적 특징으로는 12개월 동안 4번 이상 기분장애의 삽화가 있는 것이다.

양극성장애는 아주 어린 아동과 노인 모두에서 발병할 수 있다. 아동이나 청소년에서의 발병 빈도는 약 1%로 추산되는데, 8세 정도의 아주 어린 연령에서도 발병할 수 있다. 이러한 조기 발병의 경우는 대체로 예후가 나쁘다. 노인들의 경우, 양극성장애뿐 아니라 비정신과적 내과 질환, 치매 및 섬망 등 그 원인이 다양하지만, 조증 증상이 흔히 발생한다. 그러나 순수한 양극성장애가 노년기에서 첫 발병하는 일은 비교적 흔치 않은 것으로 되어있다.

7) 예후

양극성장애는 주요 우울장애보다 예후가 더욱 나쁘다. 양극성장애는 40~50%가 첫 발병 후 2년 이내에 두 번째 조증 삽화를 경험하는 것으로 알려져 있다. 리튬 예방치료가 양극성장애의 임상 경과 및 예후를 호전시키기는 하지만, 50~60% 정도에서만 리튬으로 증상 조절이 의미 있게 유지되는 것으로 추측된다. 병전 직업상태가 불량했던 경우, 알코올 의존, 정신병적 증상, 우울 양상, 삽화사이에 우울 증상이 존재했던 경우, 그리고 남성인 경우들이 예후가 보다 나쁠 가능성이 있고, 반면에 조증의 기간이 짧았던 경우, 연령적으로 늦은 발병, 자살 사고가 거의 없었던 경우, 그리고 공존하는 정신과적 또는 내과적 문제가 거의 없었던 경우들이 예후가 보다 좋을 가능성이 있다는 보고가 있다.

모든 양극성장애의 약 7%는 증상의 재발이 없고, 45%는 한 번 이상의 재발을 하고, 40%는 만성 경과를 밟는다. 환자에 따라서는 2~30회 조증 재발을 하는 수도 있지만 평균 재발 횟수는 약 9회로 알려져 있고, 모든 환자의 약 40%는 10회 이상 재발을 하는 것으로 되어있다. 장기 추적조사 결과에 의하면 모든 양극성장애 환자의 15%는 잘 지내고 있었고, 45%는 잘 지내고는 있었지만 다발성 재발이 있었으며, 30%는 부분적 경감 그리고 10%는 만성적 질병상태를 보였다고 한다. 모든 양극성장애 환자들의 1/3은 만성 증상과 뚜렷한 사회적 기능의 저하를 나타낸다.

4. 불안장애—공황장애

1) 불안의 정의

불안(anxiety)은 부정적인 결과가 나타날 수도 있는 위협적이고, 위험한 상황에서 우리가 경험하게 되는 불쾌하고 고통스러운 정서적 반응이다. 불안을 느끼면 우리는 부정적 결과가 일어나지 않도록 긴장을 하고 경계를 하며 조심스러운 행동을 하게 된다. 그래서 위협적인 상황을 벗어나게 되면 안도감을 느끼고 긴장을 풀며 편안한 기분으로 되돌아가게 된다. 이처럼 위험한 상황에서 적절한 불안을 느끼는 것은 매우 자연스럽고 정상적인 것이다.

병적인 불안(pathological anxiety)은 다음과 같은 점에서 정상적인 불안(normal anxiety)과 구별될 수 있다.

- 불안의 정도와 범위 및 손상의 수준이 심각한 경우
- 삶의 스트레스 및 위협 수준과는 균형이 맞지 않는 걱정
- 현실적인 위험이 없는 상황이나 대상에 대해서 불안을 느끼는 경우
- 현실적인 위험의 정도에 비해 과도하게 심한 불안을 느끼는 경우
- 불안을 느끼게 한 위험적 요인이 사라졌음에도 불구하고 불안이 과도하게 지속되는 경우

2) 불안장애의 진단적 분류(DSM-IV-TR 기준)

- 공황장애(panic disorder)
- 범불안장애(generalized anxiety disorder)
- 광장공포증(agoraphobia)
- 사회공포증(social phobia/social anxiety disorder)
- 특정공포증(specific phobia)
- 강박장애(obsessive compulsive disorder
- 외상 후 스트레스 장애(post traumatic stress disorder)
- 급성스트레스 장애(acute stress disorder)
- 일반적 의학적 상태 때문에 발생하는 불안장애(anxiety disorder d/t medical condition)
- 물질유발성 불안장애(substance-induced anxiety disorder)
- 기타 불안장애(not otherwised specified)

3) 불안장애—공황장애의 증상

공황발작의 첫 증상은 흔히 특별한 유발요인 없이 저절로 시작되지만, 육체적 과로나 심각한 정신적 스트레스를 겪고 난 후에 증상이 처음 시작되는 경우도 많다. 대개 공황발작은 10분 이내의 급격한 불안—주로 곧 죽을 것 같은 극심한 공포와 불안—과 동반되는 신체증상—호흡곤란, 가슴 울렁거림, 흉부통증, 현기증, 자신이나 주변이 달라진 것 같은 느낌, 갑작스러운 열감이나 냉감, 오한—이 정점에 이르며 20~30분 정도 지속되다가 저절로 사라지게 된다. 증상이 1시간 이상 지속되는 경우는 드물며, 증상의 빈도도 하루에 여러 번 씩 나타나거나 1년에 몇 차례만 나타날 수도 있어 환자에 따라 차이가 크다. 증상과 다음 증상 사이에는 예기불안—발작이 없는 기간에 언제 또 그런 증상이 다시 생기게 될지 몰라 불안해하는 증상—이 동반되기 쉬우며 발작 중에 이인감이나 우울감을 경험하기도 한다. 혹시 심각한 심장병이 아닌가 자꾸 의심하게 되어 건강염려증이 생길 수 있고 발작이 일어났던 장소, 유사한 상황을 피하려 하는 회피 행동이 생기게 된다. 평소에 카페인 음료나 알코올을 과도하게 섭취해도 증상이 악화될 수 있다.

많은 환자들이 공황발작이 있을 때 응급실을 찾게 되며 증상의 원인을 찾기 위해 각종 임상검사들을 해보지만, 일시적인 혈압의 상승이나 과호흡 증상 이외에는 특별한 이상이 없는 것으로 판정되곤 한다.

공황장애는 다양한 신체적, 정신적 증상들이 나타나기 때문에 가장 오진하기 쉬운 질환이기도 하다. 예로, 신체적 질환 중의 몇 가지는 공황장애와 비슷한 불안 증상을 일으킬 수 있다. 그래서 갑상선 기능 항진증, 저혈당증, 저칼슘증 등의 감별이 필요하며, 진단 시 필히 혈액검사 등을 시행하여야 한다.

4) 항불안제의 종류와 치료과정, 부작용

불안과 불면은 여러 가지 원인에 의해 흔히 나타나는 증상이다. 19세기 후반까지만 해도 알코올, bromide, 아편제제들이 이용되었으나 20세기 들어서는 barbiturate가 개발되어 이용되었다. 이는 이전의 약물들에 비해 불안을 경감시키는 데는 효과적이었지만, 습관성이 있고, 과량복용 시 생명을 위협할 수 있을 정도로 안전성에 문제가 있었다. 이후 항히스타민제가 항불안제로 사용되었으나 효과와 안전성 측면에서 만족할 만한 수준이 아니었으며, 일부에서는 항우울제인 TCAs나 MAOI도 사용되었다. 이후 1950년대 benzodiazepine제제가 개발되면서 항불안 치료의 전환점을 맞이하였다. 그러나 여전히 남용 및 의존의 위험성이 있으며, 이런 단점을 보완하고자 여러 가지 새로운 약물이 개발되고 있다. 최근에는 항우울제인 SSRI나 SNRI 등이 불안을 효과적으로 경감시키고 장기적으로 재발을 감소시킨다는 보고들이 있다.

공황장애의 약물치료에는 항우울제의 일종인 선택적 세로토닌 재흡수 억제제(SSRI)가 우선적으로 권장된다. 과거에는 삼환계 항우울제나 MAOI같은 약물들도 많이 사용되었지만, SSRI 제제가 상대적으로 부작용이 더 적고 안전하기 때문에, 이제는 주로 SSRI 제제에 적절한 치료효과를 보이지 않는 경우에만 치료제로서 사용된다. SSRI 제제를 포함한 항우울제 계통의 약물들은 공황발작을 치료하는 데 대개 2~3주 이상의 시간이 걸리므로 치료 초기에는 벤조디아제핀계 약물들과 병용하는 경우가 많다. 벤조디아제핀계 약물들은 항공황효과가 빠르므로 공황장애의 급성기 치료에 효과적일 수 있지만, 장기간 사용할 경우 약물에 대한 내성이 생길 수 있고 약물을 중단했을 때 금단 증상이 심각하다는 문제점이 있다. 따라서 공황장애의 초기 약물치료에 있어서 일반적인 원칙은 SSRI 제제와 벤조디아제핀계 약물을 병용해서 치료를 시작하되 증상의 관해가 오면 가능한 빨리 벤조디아제핀계 약물은 줄여서 끊는 것이 좋다. 일단 공황발작 증상이 가라앉으면 재발의 방지를 위해 약물치료는 적어도 8~12개월 정도는 그대로 유지하는 게 좋다. 그 후 증상의 정도를 평가해 가면서 약물의 용량을 수개월에 걸쳐 점차 감량해서, 치료를 시작한 지 12~18개월 정도 시점에는 약물을 완전히 끊는 것을 시도하게 된다. 물론 약물치료의 중단은 증상의 완전한 관해가 있을 경우에만 가능하다. 일반적으로 약물치료를 유지하다가 중단한 겨우 약 50% 이상의 환자들에서 공황장애의 증상이 재발하며, 유지요법의 기간이 길수록 재발률은 상대적으로 낮아진다고 알려져 있다.

수면장애와 급성불안증의 약물치료는 벤조디아제핀류(benzodiazepines, BDZs)를 주로 사용한다. 일반적으로 이들 약물은 하루 중 용량에 따라 야간에 고용량을 투여하면 수면유도 효과가 있고, 낮은 용량을 투여하면 진정효과를 나타내거나 불안 증세를 감소시킨다. 벤조디아제핀은 수면유도제와 항불안제로 구분하는데, 주로 작용 지속시간에 따라 약물의 사용을 결정한다. 벤조디아제핀은 간에서 활성 대사체로 대사되면서 모체보다 반감기가 길어진다. 예를 들어 diazepam(반감기가 20~80시간)은 활성형의 N-desmethyl 대사체로 대사되면서 반감기가 약 200시간으로 증가한다. 수면유도제로 사용되는 벤조디아제핀은 작용시간이 짧은 약물과 긴 약물로 구분된다. Temazepam과 같이 재빨리 소실되는 약물은 통상 일과시간 중 진정작용이 나타나지 않도록 주의하여야 하며, nitrazepam과 같이 작용시간이 긴 약물은 일과시간 중 진정작용이 필요할 때 사용할 수 있지만, 오전 기상 시 문제가 발생할 수 있다. Zopiclone은 벤조디아제핀 수용체에 작용하지만 화학적으로는 cyclopyrrolone류 약물이다. 이 약물은 최근에 개발된 약물로서 작용시간이 짧지만, 의존성에 있어서는 temazepam에 비해 뚜렷한 장점은 없는 것으로 보인다.

항우울제(ex. amitriptyline)도 항불안작용이 있지만 약물의존성은 나타내지 않는다. Bupropione은 진정작용이 없는 항불안제로서 5HT synapse에 작용한다. β-차단제는 자율신경계 증상(tremor, tachycardia, sweating)이 나타나는 불안증세에 유용하다.

5. 불안장애—강박장애, 외상 후 스트레스 장애

1) 강박증

강박사고와 강박행동을 특징으로 하는 불안장애이다. 강박사고란 원치 않는 생각이나 이미지, 충동 등이 반복적으로 떠오르는 것을 말하며, 이런 생각을 스스로의 의지로 조절할 수가 없다는 특성이 있다. 강박사고는 자신이 원하지 않는 것이므로 불안을 일으키고, 따라서 불안을 줄여보기 위한 강박행동을 하게 되는 경우가 많다.

자신이 더럽다고 생각하는 물건을 만진 후 보통은 한두 번 손을 씻고 말지만, 강박증이 있으면 손을 씻었음에도 아직도 더러운 것 같은 생각에 반복해서 손을 씻게 된다. 심지어 수백 번 손을 씻기까지 한다. 이처럼 스스로도 과도하다는 것을 알면서도 계속 생각이 사라지지 않는 것이 강박사고이다. 손을 씻는 것은 더럽다는 생각에 불편한 마음을 편안하게 하기 위한 행동이다. 이처럼 강박사고가 떠오를 때마다 이를 줄여보기 위해 하는 행동을 강박행동이라고 한다. 대부분의 강박증은 불안을 만들어 내는 강박사고와 불안을 줄여주는 강박행동이 짝을 이루고 있다. 물론, 강박사고는 있지만 강박행동은 없는 경우도 있다.

강박증은 환자의 대인관계와 직업적 능력 등에 악영향을 미치기 때문에 강박증만 없다면 해낼 수 있는 일들을 수행하지 못하거나, 가족이나 친구들과의 관계가 악화된다.

2) 강박장애의 증상

임상적으로 다양한 증상이 나타나지만, 불합리한 줄 알면서도 반복적인 사고나 반복적인 행동을 보이는 것이 특징이다. 반복적 사고와 반복적 행동을 모두 보이는 경우가 75%나 되고 정신적 강박행동까지 포함한다면 거의 모든 환자가 두 가지 증상을 모두 갖고 있다고 볼 수 있다.

- 오염에 대한 강박 사고 → 손을 반복해서 씻거나 오염 대상을 강박적으로 피한다.
- 의심하는 강박 사고 → 자꾸 확인을 하는 강박행동 → 가스 불을 확인하는 것과 같이 대개 위험한 일이 생길 것 같은 의심일 경우가 많다.
- 강박행동 없이 강박사고만 있는 경우 → 대부분 성적인 내용이거나 공격적 행위에 관한 반복적 사고
- 모든 물건을 대칭으로 맞추거나 정확하게 하려는 것 → 강박적 지연
- 죽음이나 삶의 가치, 우주관 등 해결될 수 없는 관념에 대한 반추나 종교적 강박사고 또는 강박적 저장도 흔하다.
- 어떤 일을 시작하기 전에 수를 세고 머리를 긁적거린 후에 일을 하는 것과 같은 강박적 의식행위를 보이기도 한다.
- 강박적으로 머리털을 뽑는 발모광과 손톱을 물어뜯는 증상도 이 질병과 관계된 강박적 행동일 수 있다.

3) 강박장애의 약물치료 과정

강박장애의 약물치료는 clomipramine으로부터 시작되었다. clomipramine은 삼환계 항우울제 중 노르에피네프린 재흡수 억제에 비해 세로토닌 재흡수 억제 작용이 가장 강하며, 미국 FDA에서 강박장애의 치료약물로 공인된 최초의 약물이다.

SSRI계 약물인 fluxetine, sertraline, paroxetine, citalopram, fluvoxamine은 모두 항강박효과가 우수하다. 이들 약물은 모두 항우울제로 개발되었으며, 강박장애의 치료시에는 우울증의 치료에 비해 더 많은 용량을 더 장기간 투여해야 한다. 이들 SSRI계 약물은 모두 부작용과 내약성 측면에서 항강박약물의 원조라 할 수 있는 clomipramine보다 우수하기 때문에 강박장애의 1차 선택약물로 사용되고 있다. 일반적으로 50~70%의 환자에서 유의한

호전을 보인다. 그러나 증상이 소실되었더라도 투약을 중단하면 재발하기 쉽기 때문에 장기투여가 필요하다. SSRI계 약물이나 clomipramine에 치료반응이 없을 때 리튬, valproate, 카바마제핀 등을 부가 약물로 투여할 수 있다. 이외에도 MAOI, 특히, phenelzine, busprirone, tranzodone 그리고 clonazepam 등도 사용하여 볼 수 있다. 특히 틱장애나 망상이 동반된 강박장애의 경우 이전에는 pimozide와 haloperidone이 많이 사용되었으나 최근에는 비정형 항정신병약물인 risperidone과 olanzapine 등이 많이 사용된다.

4) 외상 후 스트레스 장애

(1) 정의

생명을 위협하는 천재지변이나 재난이 발생했을 때 심한 감정적 또는 신체적 스트레스를 경험하여, 그 자체가 정신적 외상(psychic trauma)이 되어 이에 수반되는 다양한 정신적 증상을 보이는 것이다. 이러한 심리적 외상에는 전쟁경험, 자연재해, 폭행, 강간, 심한 사고(자동차사고, 건물화재) 등을 들 수 있다.

(2) 주 증상

꿈이나 반복되는 생각에서 외상적 사건을 재경험하는 것, 감정적 무감각, 자율신경계의 과잉각성 상태가 가장 중요한 3가지 임상 양상이다.

정신상태검사에서는 죄책감, 거부감, 수치심을 보인다. 환자들은 이인상태를 호소하기도 하고 공황발작, 착각, 환각을 경험할 수도 있다. 부수증상으로 공격성, 충동조절실패, 우울감, 약물남용 등을 보이기도 한다. 인지기능검사 상 기억력과 주의집중력 저하를 나타내기도 한다.

5) 외상 후 스트레스 장애의 약물 치료

선택적 세로토닌 재흡수 억제제(sertraline, paroxetine)가 효과 및 내약성, 안전성에 있어 일차 치료제로 사용된다. 선택적 세로토닌 재흡수 억제제는 외상 후 스트레스 장애의 특징적 증상뿐만 아니라 다른 불안, 우울장애와 유사한 증상의 치료에도 효과적이다. 삼환계 항우울제인 imipramine, amitriptyline도 많은 임상연구에서 효과가 입증되었다. 이 외에도, 벤조디아제핀을 수면장애 증상에서, 프로프라놀롤(베타 아드레날린성 수용체 길항제)을 충동적 폭발적 행동, 과각성의 증상에서, 리튬, 카바마제핀, 발프로익산 등의 기분 조절제를 외상에 대한 기억을 줄이고, 감정을 안정화하는 데 사용할 수 있다.

약물치료 시에는 일단 효과가 나타나면 최소한 1년 이상 중단하지 않고 지속적인 투여가 필요하다.

6. 수면장애—불면증

1) 불면증

잠자려는 시도에도 불구하고, 입면의 어려움, 수면 유지의 어려움, 또는 비회복 수면으로 적어도 한 달간 지속되는 것을 말한다. 특히, 원발성 불면증은 뚜렷한 신체적·정신과적 원인이 없이 발생되는 불면증으로서 정신생리학적 불면증이라고 불린다.

2) 원인과 발생기전

불면증은 크게 4가지 원인이 있는데, 첫째, 정신과적 질환과 동반된 경우인데, 이 경우는 정신과장애와 관계된 수면장애로 분류된다. 둘째, 신체장애가 그 원인인 경우는 신체장애와 관계된 수면장애로 분류된다. 셋째, 스트레스, 입원과 일상의 중대한 변화 등과 같은 환경적 변화로 생긴 불면증이다.

흔히 억압이 많고 완벽주의 성향이 강한 강박적 성격의 사람들이 수면이 자기 뜻대로 조절되지 않을 때 쉽게 긴장하고 불안해질 수 있다. 그런데 이런 사람은 낮에는 잘 지내다가 수면시간이 가까울수록 정신생리학적 긴장과 각성이 높아지면서 불면증으로 이행될 수 있다.

정신생리성 불면증(psychophysiological insomnia): 학습된 불면증. 잠을 자려고 시도하면 정신이 더 또렷해지고 못 자면 어쩌나 하는 걱정이 늘어나며, 낮에도 모자라는 잠을 보충

하려다 보면 과다각성, 수행불안, 인지왜곡, 부적응적 행동 양상의 악순환 고리가 형성되어 불면증이 만성화된다. 잠드는 데 오래 걸리고, 조금밖에 못 잔다고 호소하지만 수면다원검사의 객관적인 결과보다 과장되는 경향이 있다. 철저한 의학적, 신경정신과적 평가를 통해 다른 원인을 배제해야 하며, 수면 습관에 대한 병력 청취와 환자가 작성한 수면일지가 진단에 도움이 된다.

3) 일차성 불면증의 진단 기준(DSM-IV-TR)

A. 가장 주된 호소가 입면의 어려움, 수면 유지의 어려움, 또는 비회복 수면으로, 적어도 한 달간 지속된다.

B. 수면의 지장(혹은 연관된 주간 피로)으로 임상적으로 유의한 고통을 유발하거나 사회적, 직업적 장애 혹은 기타 중요한 기능적 영역에 장애를 일으킨다.

C. 수면의 지장이 기면병, 호흡관련 수면장애, 일주기 리듬 수면장애, 사건 수면의 경과 중에 발생해서는 안 된다.

D. 수면의 지장이 다른 정신장애(예를 들어, 주요 우울장애, 범불안장애, 섬망)의 경과 중에 발생해서는 안 된다.

E. 수면의 지장이 물질의 직접적인 생리적 효과(예를 들어, 남용된 약물, 처방된 약물) 때문이 아니다.

4) 불면증의 치료

(1) 치료의 3가지 원칙

첫째, 원인론적 치료이다. 정확한 다원수면검사를 통해 원인을 밝혀 그 원인을 제거하는 것이 가장 중요하다. 둘째, 수면환경 요법이다. 이는 불면증 치료뿐만 아니라 일반인의 수면건강을 위해서도 강조되어야 할 내용이다. 건강한 수면을 위해서는 가능한 한 충분한 수면 시간을 취하고, 규칙적인 생활을 하는 것이 중요하다. 건강한 수면 위생은 다음과 같다.

① 규칙적인 기상시간을 지킬 것.

② 평소 수면시간만큼만 침상에 있을 것.

③ 불규칙한 낮잠을 피하고, 아무 때나 드러눕지 말 것.

④ 잠을 충분히 자고, 일어났을 때 상쾌한 기분을 갖도록 할 것.

⑤ 안락하고 적절한, 소음이 차단된 그리고 따뜻한 수면환경을 조성할 것.

⑥ 적당한 운동량과 자극량을 유지할 것.

⑦ 저녁시간에 자극적인 것을 피할 것.

⑧ 잠자기 전 20분 정도 뜨거운 샤워(체온을 올리는)를 해볼 것.

⑨ 일정시간에 식사할 것, 수면 전 과식을 피할 것, 그러나 자기 전에 배고픔을 잊기 위해 적당한 우유나 스낵 등을 먹는 것도 도움이 될 수 있다.

⑩ 그리고 술(잠이 잘 오기는 하나 자주 깨게 한다)과 담배, 지나친 각성음료 등 중추신경계 작용물질을 피할 것.

⑪ 정기적으로 저녁에 이완요법(근육이완, 명상)을 시행해 볼 것.

⑫ 자기 전에 물을 많이 마시지 말 것.

⑬ 잠이 안 와 초조하거나 화가 날 때, 자꾸 자려고 하지 말고 일어나 불을 켜고 침실을 나와 다른 무언가(예: 지루한 책읽기)를 해볼 것, 그러나 아무리 적게 잤어도 다음 날 제 시간에는 일어날 것.

⑭ 자꾸 시계를 보게 되면 시계를 감추어 버릴 것.

⑮ 그리고 낮에 아무리 복잡한 일이 있고 나쁜 감정이었더라도 그날 자기 전에 정리하여 가능한 한 단순하고 편한 마음으로 잠자리에 드는 습관이 도움이 된다.

셋째, 행동 및 인지요법, 이완요법, 역설적 노력, 집중 및 범주화, 단순자극, 수면제한, 자극 조절법 등이 환자와 불면증의 성격에 따라 각기 사용될 수 있다.

(2) 수면제

일차성 불면증을 근본적으로 치료하지는 못하지만 일시적으로 불면증 해소 효과가 있을 수 있으므로, 일시적인 불면증이나 단기 불면증에 주로 사용한다는 것을 알리고, 장기적으로는 수면효과가 적고 일부는 수면제 의존에 빠질 수 있으므로 수면위생 관리와 함께 병용되어야 한다.

5) 정신과적 질환과 관련된 수면장애

(1) 주요 우울장애

주요 우울증에서 수면장애는 가장 흔한 증상 중의 하나로 잠들기 힘들고, 중간에 자주 깨며, 새벽에 일찍 잠에서 깨어 다시 잠들기 힘들어 한다. 이 중에서도 새벽에 일찍 잠에서 깨어 다시 잠들기 힘들어 하는 것이 우울증의 가장 대표적인 불면증상인데, 특히 초조가 동반되는 경우 자살을 할 정도로 환자를 괴롭힌다. 진단을 위해서 무엇보다도 병력과 정신상태 검사를 통하여 우울삽화를 확인하는 것이 중요하다. 증상이 언제 시작되었는지, 유발요인이 있었는지, 발병 이후 현재까지의 경과와 그간의 치료 과정 등도 알아보며, 증상의 심각도 및 일상생활과 사회생활에 미치는 영향도 확인한다.

(2) 범불안장애

범불안장애 환자들은 걱정과 불안이 핵심 증상으로 일상생활에서 일어나는 모든 일에 대해 끊임없이 걱정하는데, 객관적으로 볼 때 그런 걱정이 정상적인 불안과는 달리 너무 지나치고 스스로 조절이 어려우며, 이로 인해 일상생활에 현저한 장애가 뒤따른다는 특징을 갖고 있다. 두통, 흉통, 근육의 통증, 피로감, 불면증 등의 신체증상이 흔히 동반되고 항상 긴장되어 보이는데, 환자들은 대부분 그들의 증상이 신체장애의 일종이라 생각하므로 정신과를 찾는 경우가 많지 않고, 주로 통증이나 수면장애와 같은 증상으로 병원을 찾게 된다. 불안장애에서 수면장애의 양상은 흔히 입면잠복시간이 지연되고 수면 유지가 어려워진다. 진단을 위해서는 불안을 유발할 수 있는 각종 신체적인 질환들(갑상선 기능항진증, 부정맥 등의 심장질환 등)에 대한 감별이 필요하고 그 밖에 카페인 중독이나 습관성 물질의 남용, 알코올 금단증상이나 진정제, 수면제의 금단증상 때문이 아닌지 확인하여야 한다.

(3) 섬망

주의력 감퇴를 동반한 의식장애, 인지와 지각장애, 급격한 발병과 증상의 기복이 섬망의 핵심 증상이다. 정신운동장애, 수면-각성 주기장애, 기분장애는 현재 DSM-IV 진단기준에는 포함되어 있지 않지만, 섬망 환자가 자주 보이는 증상이다. 섬망은 초조감, 공격적인 태도, 초저녁이나 밤중에 돌아다니는 행동을 증가시키며, 임상적으로 섬망에서 보이는 수면장애 양상은 잦은 각성, 초기 불면증 혹은 이른 아침 각성이 나타나고 수면은 분절된다. 섬망은 심각한 내과적, 외과적, 또는 신경학적 질환이나 약물 중독 또는 금단 상태에서 나타나는 경우가 대부분이다. 특히 섬망은 이런 질환들의 첫 증상으로 나타날 수 있기 때문에, 자세한 병력 청취와 면밀한 신체검사를 포함하여 완벽하게 의학적 평가를 하는 것이 중요하다.

(4) 물질에 의한 수면장애

• 알코올 의존

알코올 의존은 불면증과 과도한 졸림증을 모두 일으킬 수 있다. 알코올의 효과는 사용방법에 따라 다른데, 급성 효과는 졸음을 유도하고 수면의 처음 3~4시간 동안 각성을 감소시킨다. 그 후에는 점차적으로 각성을 증가시키고 불안과 관련된 꿈이 수면 후반부에 증가한다. 만성적으로 알코올을 사용하면 수면 분절이 증가하고 깊은 잠이 줄어든다. 술을 끊으면 입면이 방해되고 불면증과 악몽이 일어날 수 있다. 시간이 지나면서 수면은 향상되지만 얕은 잠이 많고, 다른 수면 방해 요소에 대한 취약성이 증가하여 금주 2주째까지도 불면증이 지속될 수 있다.

7. 중독 질환—알코올 중독

중독 질환에 크게 물질 중독과 행위 중독으로 나뉘기도 한다. 이는 약물 등 존재하는 물질에 의한 의존 즉 물질 중독과 특정 행위와 그에 따른 쾌감이 의존 행동으로 이어지는 행위 중독으로 구분된다.

물질 남용이란 물질 사용으로 적어도 하나 이상의 특정 증상이 존재하여 개인 생활이 방해받는 것을 말한다. 만약 동일한 물질에 대해 물질 의존의 진단 기준에 맞았던 적이 있다면 물질 남용의 진단은 붙이지 않는다. 물질 의존은 심리적 의존과 신체적 의존으로 나누어 볼 수 있는데, 심리적 의존이란 긴장과 감정적 불편을 해소하거나 피하기 위하여 물질을 갈망하는 상태로서 습관성(habituation)과 유사한 개념이다.

내성(tolerance)은 반복 사용하였을 때 효과가 점차 감소하거나 같은 효과를 얻기 위해서는 점차 용량을 증가시켜야 하는 상태를 말한다.

금단 증상(abstinence or withdrawal symptom)은 물질의 사용을 중단하거나 사용량을 줄였을 때 나타나는 증상이다. 신체적 의존은 내성이 생긴 상태이며, 물질을 중단하면 그 물질의 특징적인 금단 증후군(abstinence or withdrawal syndrome)이 나타난다.

1) 알코올 중독, 남용, 의존

우리나라가 비교적 허용적이면서 관대한 음주문화를 가지고 있다는 것은 잘 알려진 사실이다. 사람들이 모이는 자리에 항상 술이 있을 정도로 술을 즐기고, 많이 마신다. 이를 반영하듯 우리나라의 음주율, 사회적 과음자율, 더 나아가 알코올 중독자율은 다른 나라에 비해 높은 것으로 조사되고 있다. 최근 연구 보고에 따르면, 우리나라 성인 10명 중 한 명은 알코올 중독자일 가능성이 높다고 보고되었다. 이러한 술 문제는 개인적인 폐해뿐만이 아니라 가정적, 사회적으로 큰 손실을 초래하게 되지만, 알코올 중독에 대한 잘못된 생각과 편견으로 치료를 꺼리거나 숨기게 되어 초기에 적절한 조치를 받지 못하고 있다. 많은 알코올 중독자들 또는 그 가족들이 아직도 매일 술만 먹거나 거리에 쓰러져 있는 사람들만을 알코올중독자로 판단하거나, 알코올 중독은 마음이 약하거나 의지력이 약해서 술을 못 끊는 것이며, 죽어야 끝나는 병이라고 생각한다. 알코올 중독은 치료될 수 있는 질환이다. 다른 질환과 마찬가지로 초기에 치료할수록 더 빨리 완쾌되고, 회복되는 병이다. 알코올 중독에 대한 인식부족으로, 또는 환자가 불쌍해서 차마 정신병원에 입원시키지 못하고, 알려지는 것이 부끄럽고 창피해서 치료시기를 놓치게 되면 중독은 점점 더 심해지며 그만큼 벗어나기 힘들어진다. 가족들은 단호한 결단과 중독자에 대한 냉정한 사랑이 필요하다. 대개 알코올 중독 상태가 되면 환자가 스스로 알아서 술을 끊는 것은 거의 불가능하다. 알코올 중독이 만성, 장기화되면서 술과 관련된 폭력이나 가족 내의 갈등이 심해지면, 더 이상 관계가 악화되는 것을 방지하고 가족들의 휴식을 위해서라도 정신과 전문의의 상담을 통해 입원을 고려하는 등의 보다 적극적인 치료를 시작해야만 한다.

2) 알코올 중독의 선별 진단

이미 중독 상태의 환자를 알코올 중독이라고 진단하는 것은 어느 면에서 크게 중요한 것이 아니다. 알코올 중독이라고 진단을 하여도 중독 상태에 있는 환자들이 인정하려고 하지 않기 때문이다. 병을 받아들이지 않으려는 이유는 여러 가지가 있다. 중독 상태에서는 자신의 문제를 바로 보려하지 않는다. 자신이 겪고 있는 문제를 다른 사람의 탓으로 돌리기도 한다. 주변 환경의 탓이라고 둘러대기도 한다. 알코올 중독이라는 병명에 묻어 있는 혐오감이나 수치심 같은 편견들도 한몫 한다.

중독 상태에 있는 환자들의 입장에서도 알코올 중독이라는 병이 어떻게 진단되는가 하는 점은 그렇게 중요한 문제가 아닐 것 같다. 알코올 의존이나 알코올 남용을 어떻게 구분하는가 하는 것이 주된 관심사는 아닐 것이다. 하지만 어떤 경우를 알코올 중독이라고 하는지는 알 필요가 있다. 구체적인 중독의 증세가 어떤 것인지를 아는 것은 가족의 입장에서 반드시 필요하다. 어느 가족은 중독자의 상태마저 부정하는 경우도 있다. 막상 중독이라는 상황을 받아들였을 때, 오는 감정적인 혼란이 클 수 있기 때문이다. 최악의 상황에서도 남편은 중독자가 아니라며 남편의 중독을 받아들이지 못하는 부인도 있다.

요즘에는 일반인 중에도 나름대로 관심을 갖는 경우가 많다. 의학적인 진단 과정을 떠나서 쉽게 체크해 볼 수 있는 것을 찾아보자. 다행스럽게 알코올 중독에 대하여 스스로 체크해 볼 수 있는 유용한 선별검사 두 가지를 소개한다.

가장 간단하지만 중요한 선별검사로서 CAGE 검사법이 있다.

(1) 술을 끊겠다고 결심한 적이 있다(Have you ever felt you should **C**ut down on your drinking?).
(2) 가족이나 주변 사람에게 술 때문에 질책을 받고 짜증을 낸 적이 있다(Have people **A**nnoyed you by criticising your drinking?).
(3) 술 문제로 인해 죄책감을 느낀 적이 있다(Have you ever felt bad or **G**uilty about your drinking?).
(4) 해장술을 하거나 오전에도 술을 마시는 경우가 있다[Have you ever had a drink first thing in the morning to steady your nerves or get rid of a hangover (**E**ye-opener)?].

위의 네 가지 항목 중에서 두 개 이상 해당하는 것이 있다면 술로 인한 문제가 심각하다는 것을 의미한다.

두 번째는 임상에서 그리고 지역사회 알코올 상담센터 등에서 가장 많이 사용되는 선별검사는 AUDIT-K이다.

〈표 3-1〉

질문	0점	1점	2점	3점	4점
1. 얼마나 자주 술을 마십니까?	전혀 안 마심	월 1회 이하	월 2~4회	주 2~3회	주 4회
2. 술을 마시면 한 번에 몇 잔 정도 마십니까?	전혀 안 마심	소주 1~2잔	소주 3~4잔	소주 5~6잔	소주 7~9잔 (10잔 이상 5점)
3. 한 번에 소주 한 병 또는 맥주 4병 이상 마시는 경우는 얼마나 자주 있습니까?	없음	월 1회 미만	월 1회	주 1회	거의 매일
4. 한번 술을 마시기 시작하면 멈출 수 없었던 때가 1년 동안 얼마나 자주 있었습니까?	없음	월 1회 미만	월 1회	주 1회	거의 매일
5. 지난 1년간 평소 같으면 할 수 있었던 일을 음주 때문에 실패한 적이 얼마나 자주 있었습니까?	없음	월 1회 미만	월 1회	주 1회	거의 매일
6. 지난 1년간 술마신 다음날 일어나기 위해 해장술이 필요했던 적은 얼마나 자주 있었습니까?	없음	월 1회 미만	월 1회	주 1회	거의 매일
7. 지난 1년간 음주 후에 죄책감이 든 적이 얼마나 자주 있었습니까?	없음	월 1회 미만	월 1회	주 1회	거의 매일
8. 지난 1년간 음주 때문에 전날 밤 일이 기억나지 않았던 적이 얼마나 자주 있었습니까?	없음	월 1회 미만	월 1회	주 1회	거의 매일
9. 음주로 인해 자신이나 다른 사람이 다친 적이 있습니까?	없음		있지만 지난 1년간은 없었다		지난 1년간 있었다
10. 친척이나 친구, 의사가 당신이 술 마시는 것을 걱정하거나 당신에게 술 끊기를 권유한 적이 있었습니까?	없음		있지만 지난 1년간은 없었다		지난 1년간 있었다

총점이 여자는 8점, 남자는 10점 이상인 경우 위험 음주에 해당한다고 알려져 있다. 이상의 두 가지 자가 진단 문항을 보면 공통되는 점을 찾을 수가 있다.

첫 번째는 음주로 인한 피해이다. 개인의 건강과 가족, 직업에 대한 영향 등이 중요하게 고려된다. 술 때문에 입원하고 일을 그르치고, 태만하고 가정불화가 생기는 것 등이 그것이다.

두 번째는 음주를 하는 유형이다. 혼자서 술 마시는 것이 바로 이것이다. 혼자서 술을 마시는 것은 사교나 사회생활을 위해서 술 마시는 것과는 근본적으로 차이가 있다. 술을 마시게 되는 이유가 있는 것이다. 잠들기 위해서 마신다든지 불안해서 마신다든지 외로워서 마신다든지 하는 것은 술을 하나의 약으로서 받아들이는 행위이다. 약을 먹는 대신에 술을 마시는 것이다. 이런 경우는 특히 알코올 중독의 위험이 매우 높다고 할 수 있다.

세 번째는 금단 증상에 관한 것이다. 중독 상태는 의존성이 있다는 것이며 의존성은 내성과 금단 증상이 있다는 것을 뜻한다. 알코올에 의한 금단 증상은 정도의 차이가 다양하다. 손 떨림이나 불안, 초조, 불면 등에서부터 환청이나 환시 같은 환각 현상까지 나타날 수 있다. 해장술을 마시거나 오전부터 술을 마시는 것도 일종의 금단 현상과 관련되어 있다. 금단 증상을 막기 위한 자가처방이라고 할 수 있다. 이러한 금단 증상이 있다고 하는 것은 중독이라고 보아도 틀림이 없다.

마지막으로 중요한 점은 술로 인한 일시적인 기억 상실의 문제이다. 흔히 말하는 '필름이 끊어졌다'라고 하는 것이다. 이는 의외로 흔하다. 소위 사회생활을 위해 음주를 한다고 자부하는 사람들 중에도 상당수가 있다. 그러다 보니 한두 번 필름이 끊어지는 것은 대수롭지 않게 생각하는 경향이 있다. 그러나 반복되면 문제는 달라진다. 술을 마실 때마다 매번 필름이 끊어지는 경우는 더 이야기할 필요조차 없는 것이고, 위의 항목에서처럼 빈번하게 일어나는 경우 또한 위험신호를 넘어선 것이다.

3) 미국 정신의학회(American Psychiatric Association)의 정신장애 진단 통계편람(DSM-IV-TR)의 진단 기준

(1) 알코올 남용의 진단 기준

임상적으로 상당한 장애 또는 곤란을 가져오면서, 같은 12개월 기간 중에 다음 중 한 가지 이상이 발생하는 알코올 사용의 부적응 양상이 있다.

① 거듭되는 알코올 사용으로 직장, 학교 혹은 집에서의 주요 역할 임무를 수행할 수 없게 되는 경우
② 신체적으로 해가 되는 상황에서도 거듭된 알코올의 사용
③ 알코올과 관련된 거듭된 법적 문제
④ 알코올의 영향들이 원인이 되거나 이로 인해 사회적 혹은 대인관계 문제가 계속적/반복적으로 악화됨에도 불구하고 알코올의 계속된 사용

위의 증상들이 알코올 의존의 진단 기준에 결코 만족되지 않을 때

(2) 알코올 의존의 진단 기준

아래 중 3가지 이상이 지난 12개월 사이에 있었던 경우

① 내성이 있다.
② 금단 증상이 나타난다(손떨림, 불면, 식은 땀, 환시, 환청 등).
③ 원하는 양보다 술을 오랜 기간 많이 마신다.
④ 금주하거나 절제하려고 노력하였으나 실패했다.
⑤ 술을 구하거나, 술을 마시거나, 술에서 깨기 위해 많은 시간을 소비한다.
⑥ 사회적, 직업적 혹은 휴식 활동들이 술로 인해 단념되거나 감소한다.
⑦ 음주에 의해 신체적 혹은 심리적 문제(위궤양, 대인관계 등)가 악화되는 줄 알면서도 음주를 계속한다.

4) 알코올 중독, 의존의 치료

－알코올 관련 장애의 치료는 제독(detoxification) 치료에서 시작된다. 외래에서 치료할 경우에는 benzodiazepine, 수액, 비타민 B 복합체, 항불안제 등을 사용할 수 있다. 심한 급성 중독이나 진전 섬망 상태일 때, 자살 기도가 우려되거나 정신병 합병 시에는 입원 치료를 하게 되는데, 금단 (섬망) 시에는 벤조디아제핀계 약물인 클로르디아제폭사이드(chlordiazepoxide), 로라제팜(lorazepam)으로, 환각, 망상 시에는 항정신병약제인 할로페리돌을 투여하여 치료하게 된다.

－제독이 끝나면 정신치료를 하게 되는데, 정신치료의 목표는 병명을 정확히 알려주어 병식을 갖게 하는 데 있다. 술 마시는 상황, 술 마시게 되는 동기, 술 마신 후 예견되는 결과에 초점을 두어 상호 신뢰를 바탕으로 하는 적극적인 지지적 정신치료가 필요하며, 가족치료, 동질 집단의 집단 치료도 병용하게 된다. 최근에는 인지 행동 치료 및 사회 기술 훈련, 동기 강화 치료 등이 활발히 시행되고 있다. 행동 치료는 불안을 감소시킬 수 있는 음주 이외의 다른 방법을 사용하는 것으로, 이에는 이완 훈련과 자기주장 훈련 등이 있다.

－약물치료는 알코올 중독의 원인이 되는 우울증, 공황, 불안에 대한 약물 치료와 함께,

디설피람을 음주 중단 1주일 후부터 혈압 저하에 유의하면서 매일 250mg을 아침에 복용하게 하여, 다시 술을 마시면 알코올 대사산물 중 독성 물질인 아세트알데히드의 대사를 방해함으로써 신체적 불편감을 작위적으로 증가시키는 혐오요법이 있다.

－최근에는 항갈망 효과를 보이는 것으로 알려져 있는 SSRI, naltrexone, acamprosate 등을 사용할 수 있다.

－모든 환자들은 단주친목(alcoholics anonymous, AA)에 참여하도록 적극적으로 권유해야 하며, 배우자에게는 알코올 가족친목(Al-Anon), 자녀들에게는 알코올 자녀친목(Alateen) 참석을 권유할 수 있다.

5) 치료의 과정

(1) 알코올 중독의 급성기 치료

일단 술과 격리하고 해독을 하는 것이 중요하다. 술을 끊으면 심각한 금단 증상이 생길 수 있기 때문에 대개 알코올의 해독은 입원치료 상황에서 하는 것이 안전하다. 환자가 술에 의해 내과적인 손상이 있을 수도 있으므로 환자의 신체 상태에 대한 철저한 검사와 진단이 필요하다. 중독자는 대부분 영양결핍이 동반되므로 적절한 영양공급을 해주어야 하고 금단증상을 줄이기 위한 정신과적 약물투여도 병행되어야 한다. 대개 2～3주면 알코올의 해독치료는 마무리가 된다. 해독과 병행해서 술을 끊기 위한 다양한 치료프로그램이 제공되어야 한다.

(2) 알코올 중독의 유지, 재발 방지 치료

알코올 중독환자는 해독이 되고 나면 자신이 입원된 것과 정신과 환자가 아니라는 생각으로 억울하게 생각하고, 분노나 화를 가족들에게 표출하는 경우가 많다.

먼저 환자를 정신과적으로 면밀히 평가한 후 치료계획을 수립하고 개인면담, 교육, 집단치료, 인지행동치료 등을 통해 환자 스스로 자신과 알코올 중독에 대해 잘 알고, 미래에 대한 계획을 세우도록 한다.

알코올 중독의 치료원칙은 첫째 환자가 술에 대해 무기력하다는 사실을 인식하게 하고, 둘째 알코올 중독에 대한 지식을 제공하며, 셋째 완전한 단주를 유지하도록 자신을 관리하는 능력과 기술을 갖출 수 있게 환자를 도와주는 것이다.

이런 치료는 입원상황에서 끝나는 것이 아니라 퇴원 후에도 재발방지를 위해 지속적으로 이루어져야 한다.

그러므로 알코올 중독자들이 스스로 알코올문제를 해결하기 위한 자조모임(익명의 알코올중독자들의 모임)에 꾸준히 참여하는 것이 필요하다. 이 모임은 전국적으로 이루어지고 있으며 모임을 통해서 스스로 단주에 대한 의지를 강화시키며 단주를 잘 유지하고 있는 다른 중독자들과의 유대를 이루어 음주에 대한 갈망을 줄이고, 건강한 단주 생활을 유지해 나가는 것이다.

또한 환자의 치료에 가족과 주변 사람들의 이해와 참여가 필요하다. 알코올 중독은 '가족병'이다. 술 문제를 안고 있는 환자뿐만이 아니라, 가족들도 환자로부터 고통 받고 길들여져 있기 때문에 적절한 치료적 도움을 받아야 하는 경우가 많다. 가족교육이나 가족치료에 적극적으로 참여할수록 가족과 환자 모두가 도움을 받는다. 전국의 알코올상담센터는 정기적인 단주 모임과 가족 모임, 중독자 및 가족에 대한 교육을 지속적으로 진행하고 있다.

알코올 중독은 끊임없는 노력을 필요로 하며 또한 여러 번의 재발과정을 겪게 된다. 단주를 하면서 겪게 되는 외로움, 부정적인 감정상태, 대인관계 갈등, 금주 후 불면, 신체적인 증상 등의 위험상황을 겪으면서 또다시 술을 마시게 되는 것이다.

그러므로 재발 방지를 위한 여러 가지 계획이나 전략이 필요하다. 첫째 자신의 알코올문제가 심각하다는 철저한 자기 인식이 필요하다. 둘째 알코올 중독에서 회복하는 유일한 길은 완전히 술을 끊는 것뿐이라는 것을 명심해야 한다. 많은 중독자들이 어느 정도의 기간 동안 단주를 하고 나면 조절해서 마실 수 있을 거라는 생각들을 하게 된다. 한두 번은 조절할 수도 있지만, 결국 다시 예전의 술 마시던 형태로 돌아가게 된다. 그러므로 평생 절주가 아닌 단주를 해야만 한다. 셋째 술을 마시지 않고도 생활할 수 있는 자신만의 방법을 찾아야 한다.

또한, 중독자들은 자존감이 결여되어 있거나 대인관계에서의 어려움 등을 안고 있다. 자기주장훈련, 문제해결기술훈련, 감정조절을 위한 방법, 거절할 수 있는 자기표현 능력 프로그램 등을 통해 부족한 사회 기술을 익혀야 한다. 이러한 여러 가지 치료원칙이나 재발방지 계획, 전략은 모두 알코올 상담센터, 자조 모임 등의 외부 도움, 단주 하겠다는 자신의 의지, 가족 등 주변의 도움이라는 지지체계가 공고할 때 더 큰 힘을 발휘한다.

결론적으로, 음주 관리에서 중요한 것은 첫째, 현재 자신의 음주 문제가 어느 위치에 와 있는지를 분명히 인식하는 것이다. 둘째, 현 상황에 맞는 효과적이고 적절한 대처 방법을 전문적인 도움을 받아 찾아나가고, 해결하려는 노력을 해야 한다는 것이다. 이미 언급하였듯이, 일단 중독이라는 상황에 들어가면 스스로 조절한다는 것은 거의 불가능하거나 실패하기 때문이다.

또 하나 중요한 사항은 지금이 미래를 변화시킬 가장 빠른 시간이라는 주지의 사실이다.

참고문헌

박일환, 2006, "바쁜 외래에서 효과적인 위험요인 상담법: 절주상담,"『가정의학회지』27(4) Suppl. April.

신성만·권정옥, 2008, "알코올 중독자를 위한 동기강화상담,"『한국알코올과학회지』9(1): 69-84.

의료관광과 Lifestyle Medicine(2010).

한림대학교 통합 정신과학 강의 교재(2010).

제4장

Approach to the Patient with Neurologic Problems

1. Memory impairment
2. Headache
3. Mental change
4. Dizziness
5. Seizure
6. Tremor
7. Muscle weakness

제4장 Approach to the Patient with Neurologic Problems

1. 기억력 저하(Memory impairment)

1) 인지영역(cognitive domain)

- 주의집중(attention)
- 언어능력 및 이와 관련된 기능(language)
  스스로 말하기, 알아듣기, 따라말하기, 이름대기, 쓰기, 읽기, 행동과 관련된 기능(praxis)
- 시공간능력(visuospatial function)
- 기억력(memory): 언어적 vs 시각적
- 전두엽 집행기능(frontal executive function)

2) 치매의 정의

• 일상생활을 정상으로 유지하던 사람이 뇌기능 장애로 인해 후천적으로 지적 능력이 상실되는 경우

• 단일 질환에 의한 진단명이 아니고 뇌를 직접 침입하는 퇴행성 질환이나 감염, 염증 이외에도 내분비 질환, 대사성 질환을 포함한 다양한 내과적 질환, 외상, 신생물, 혈관성 질환 등 약 90여 가지 원인에 의해 발생하는 특정 증후군

치매의 정의

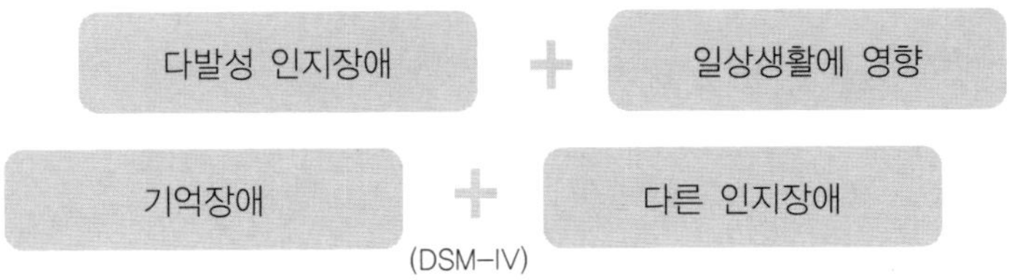

3) 치매의 임상적 접근

• 치매환자의 평가에서 고려해야 할 항목(A, B, C, D)
 - 인지기능평가(Cognition)
 - 일상생활능력평가(Activities of daily living)
 - 이상행동유무평가(Behavior)
 - 치매의 원인질환평가(Differential diagnosis)

(1) 인지기능에 관한 문진

① 기억장애

• 기억장애가 언제 생겼는지
 - "조금이라도 기억력이 떨어진 시기를 최대한도로 잡으면 어떻게 됩니까?"
 - 우리나라 보호자들은 일반적으로 기간을 짧게 잡는 경향

• 기억장애가 서서히 생겼는지, 갑자기 생겼는지
 - 혈관성, 뇌외상: 갑자기 발생

• 기억장애의 경과

- 계속 진행, 굴곡. 일시적 호전, 서서히 좋아지는지

• 기억장애의 내용

- 생생한 예, episode를 들으려고 노력

• 기억장애에 대한 환자의 병식이 있는지

- 치매환자: 부정하거나 대수롭지 않게

- 불안신경증 환자: 더 과장되게

② 언어장애

③ 계산능력의 감소

④ 시공간능력저하

• 길을 찾아가는 능력

- 익숙하지 않은 곳에서 길을 잃고 → 동네에서 길을 잃거나, 아파트에서 자기집 동호수를 찾지 못한다 → 집안에서 화장실을 찾지 못한다

⑤ 전두엽 집행기능: 성격변화

(2) 일상생활능력평가

환자나 보호자에게 하루 일과에 대해서 물어본다.

• Basic ADL

- 양치질, 세수, 식사, 화장실 사용

• Instrumental ADL

- 설거지, 요리, 가전제품 이용, 돈 관리, 외출,

- 대중교통수단 이용, 취미생활

(3) 이상행동에 대한 평가

• 이상행동에 대한 문진

- 망상, 환각, 초조/공격성, 우울증, 불안, 무감동(apathy), 탈억제(disinhibition), 반복적인 행동, 수면, 식습관의 변화

(4) 치매의 원인질환에 대한 평가

① 치매의 원인은 어떤 것이 있나?

• 퇴행성 뇌질환(Alzheimer disease)

• 뇌혈관질환(혈관성치매)

• 중독성 질환(알코올)

• 대사성질환

• 내분비질환

• 영양결핍성질환

• 감염성질환

• 뇌종양, 뇌수두, 뇌출혈(경막하출혈)

치매의 원인질환들

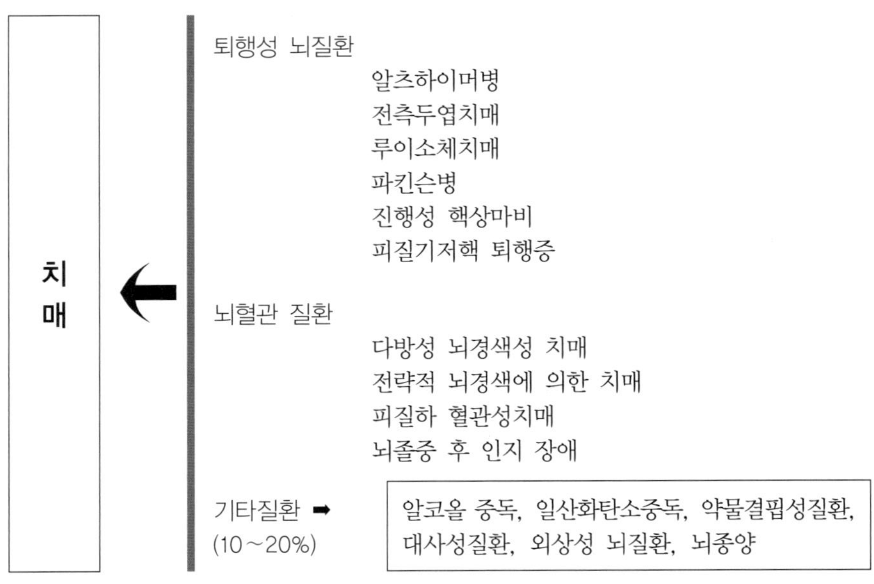

② 치매의 원인질환에 대한 평가

- 약물에 대한 문진: benzodiazepine, TCA → anticholinergic effect → 환자의 인지기능을 떨어뜨린다.
- 치료 가능한 치매를 찾기 위한 노력
  - * 치료 가능한 치매
    ⇒ 수두증, 경막하출혈, 갑상선 기능 저하증,신경매독, 비타민 결핍증
    VDRL, FTA-ABS or TPHA, thyroid function test, B12, folate 검사 필요
- CT or MRI: 뇌의 구조적 병변(ex. 뇌종양) 감별
  - * 정상뇌압수두증(normal pressure hydrocephalus): 인지기능장애, 보행장애, 소변실금
- 대표적인 것은 알츠하이머병과 혈관성 치매. 이 둘을 감별하는 것이 치매의 원인질환을 평가하는 첫 번째 단계

2. 두통(Headache)

1) 병력 청취

- 두통의 정확한 진단은 세밀한 병력청취가 우선!
- 내재된 질환을 감별하는 데 가장 중요
  ex) SAH, ICH, meningitis, brain tumor
- 환자의 입을 통한 증상의 표현에 중점

※ 전구증상, 흔한 유발인자, 두통의 위치, 악화/완화 요인, 강도 또는 시간에 따른 강도의 변화, 시작의 양상, 기간과 정도, 발현시간, 두통에 동반된 여러 증상, 두통의 가족력, 다른 질환의 이환 여부 등의 포함

(1) 두통의 발현시기

- 소아기, 청소년기, 30대 초반까지: migraine
- 노년기에 처음 발생: temporal arteritis, CVA, tumor 등의 이차성 두통 감별

• cluster headache: 20~40대의 남자
• tension-type headache: 연령에 따른 호발시기 뚜렷하지 않다.

(2) 두통의 위치

• unilateral or bilateral
• migraine-temporal or 안구의 동통
• cluster headache: 짧고 뚜렷한 안구동통
• tension-type headache: 목이나 뒤통수, 어깨의 통증을 호소, 머리 전체

(3) 두통의 발생, 기간, 특성, 강도

• 두통의 세기: VAS(visual analogue scale)

(4) 빈도 및 경과

• migraine: 한 달이나 1년에 수회 발생, 월경의 주기에 따라
• tension-type headache: 대부분, 지속적, 주중의 평상시에

(5) 두통과 동반되는 증상들

• 눈물, 안구충혈, 코 점막의 충혈이나 부종: cluster headache
• 구역, 구토, 입맛 소실: migraine
• 경부강직, 목, 어깨의 통증: tension-type headache

(6) 두통의 유발요인

• migraine 악화 요인
  - 불규칙한 수면, 광자극이나 심한 소음, 냄새, 적포도주나 초콜릿, 아이스크림, 식품첨가제 등의 음식물과 커피나 차 등 카페인이 많은 기호 식품의 섭취, 월경

(7) 두통의 완화요인

- migraine 완화 요인
  - 어두운 방, 소음이나 광선 등의 외부자극 피하고 가만히 누워 있으면 완화

(8) 가족력과 사회력

- migraine with aura: 80%에서 가족력
- 환자의 최근의 상황, 직업, 가족내 혹은 사회적인 갈등: 두통의 중요한 요인

(9) 과거력

- 두통에 대한 과거력이 중요
- 초기 두통의 특성을 자세히 파악하는 것이 만성두통 환자에서 중요
  - 과거치료에 대한 조사
  - 약물이나 호르몬제 등의 복용 여부 조사

2) 신체진찰

- 두개골: 청진, 촉진(tenderness, 돌출, 함몰)
- 부비동의 tenderness: 부비동염의 진단에 도움
- 턱관절: 압통, 운동제한, 부정교합
- 뇌혈관: 촉진, 청진(carotid, temporal, vertebral artery)
- 뇌신경계
  - 안구촉진, 시력, 안구운동, 안저검사
  - 기타 사지의 편마비, 감각이상 여부 등
- 경추부
  - 두피의 감각저하 여부 운동제한 여부
  - 경추의 여러 근육과 압통 여부

두통 환자에서 중요한 신체 진찰

Physical Exam	Possible Causes
optic nerve atrophy, papilledema	tumor, hydrocephalus, benign intracranial hypertension
focal neurologic sign	tumor, CVA
neck stiffness	SAH, meningitis, encephalitis
carotid bruit	AVM
temporala.tenderness	temporal arteritis
통증유발부위, 인자	trigeminal neuralgia
ptosis, dilated pupil, 3rd N. palsy	aneurysm

OSCE 채점표(예문)

병력청취항목	환자 1차 반응	환자 2차 반응 (학생이 구체적으로 다시 물어볼 때 답해 준다)
1) 발생시점("언제부터")	"일주일 되었어요."	(remote onset을 질문할 때) "고등학교 때부터"
2) 발생양상 ("어떻게 아프기 시작")	"처음엔 약간 아프다가 1시간 정도 지나면 참기 어려울 정도로 아파요."	("갑자기(abrupt) 터질 듯이 아프진 않았나요?" 라는 내용의 질문을 할 때만 답한다) "아니요. 그렇진 않았어요."
3) 위치("어느 부위")	"머리 전체가 아프기도 하지만 대개 오른쪽이 심해요."라고 하면서 측두엽 쪽을 만진다.	
4) 빈도("얼마나 자주")	"일주일 전부터 거의 매일 아파요."	(평소의 두통 빈도를 물어볼 때) "한 달에 1~2회 정도"
5) 양상("어떻게")	"욱씬욱씬 또는 맥박 뛰듯이 지끈지끈 거려요."	
6) 지속시간("얼마나 지속")	"약 안 먹으면 하루~이틀"	
7) 심한 정도("얼마나 심한지")	"심할 땐 꼼짝 못해요."	
8) 유발 및 악화요인	"스트레스"	(생리주기와 관계있는지 물어볼 때만 대답한다) "생리 때 아픈 것 같아요."
9) 완화요인	"자고나면 대개 좋아져요."	
10) 편두통 동반증상의 유무	"많이 아플 땐, 속이 메스껍고 토한 적도 있어요."	(phonophobia, photophobia에 대해 질문할 때만 대답해 준다) "밝은 곳에 있거나, 시끄러운 소리에 민감해서 피하게 되요."

11) 전구증상 및 조짐의 유무 ("두통이 오기 전에 선행되는 증상")	"두통이 있기 하루 전부터 몸이 무겁고 힘이 없어요."	(aura－두통이 발생하기 직전의 전조증상－에 대해서 재차 질문할 때만 답해준다) "왼쪽 시야에서 별 같은 것이 보여요."(1차 반응을 거치지 않고, 바로 2차 반응을 구하는 데 성공할 경우, 1차도 점수를 준다)
12) 가족병력	"엄마가 자주 머리를 아파해요."	
13) 약물 복용력	"예전에는 타이레놀 먹으면 좋아졌으나, 요즘은 별로 효과가 없는 것 같아요."	
합계(20점 만점＝19＋1)	총점( )	

5점	migraine with aura (조짐편두통, 전조증상을 동반한 편두통)
3점	migraine(무조짐 편두통)

3. 의식 장애(Mental change)

1) 의식(consciousness)

- wakefulness(각성)＋awareness(인식)
  - 깨어 있어야 하는 것
  - 주위와 자신에 대하여 알아야 하는 것
- 급성 질환에 의한 의식장애의 분류
  - alert, drowsy, stupor, semicoma, coma
- 의식장애의 분류가 모호하기 때문에 객관적 지표로 Glasgow coma scale 사용

Glasgow coma scale

Feature	Scale Responses	Score Notation
Eye opening	Spontaneous	4
	To speech	3
	To pain	2
	None	1
Verbal response	Orientated	5
	Confused conversation	4
	Words (inappropriate)	3
	Sounds (incomprehensible)	2
	None	1
Best motor response	Obey commands	6
	Localise pain	5
	Flexion - Normal	4
	- Abnormal	3
	Extend	2
	None	1
TOTAL COMA 'SCORE'		3/15 – 15/15

2) 진단—병력청취

- 보호자와 목격자로부터 환자에 대한 정보
- 의식장애가 발생한 상황
- 동반증상(headache, seizure, dizziness, nausea, vomiting)
- ER 방문시까지 소요된 시간
- 의식장애가 악화 또는 호전
- 과거력(HTN, DM, CVA, kidney dz, liver dz)
- 약물 또는 알코올 중독을 의심할 사항
- 두부외상의 병력

3) 원인

(1) Sites and Causes of Coma

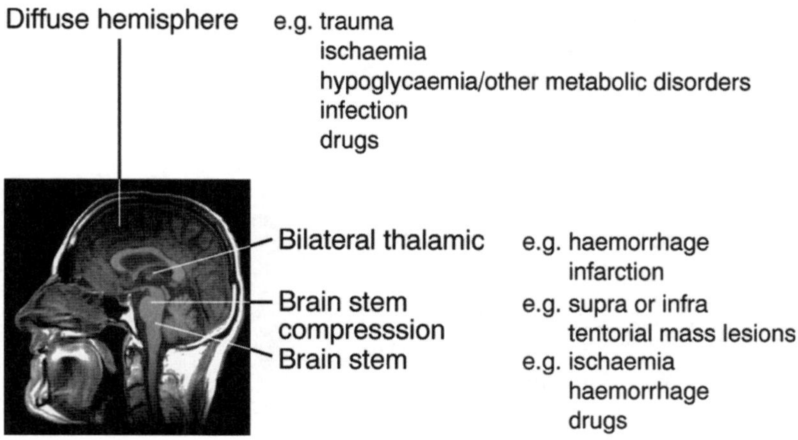

(2) Common cause of coma or Impaired Consciousness Cause

① focal

- Structural disorders
  - Brain abscess
  - Brain tumor
  - Head trauma
    (ex. concussion, cerebral lacerations or contusions, epidural or subdural hematoma)
  - Hydrocephalus (acute)
  - Intraparenchymal hemorrhage
  - Subarachnoid hemorrhage
  - Upper brain stem infarct or hemorrhage
- Nonstructural disorders
  - Seizures (ex. nonconvulsive status epilepticus) or postictal state caused by epileptogenic focus

② diffuse

- Metabolic disorders
  - Diabetic ketoacidosis
  - Hepatic encephalopathy
  - Hypercalcemia, Hypercapnia
  - Hypoglycemia, Hyponatremia
  - Hypoxia, Myxedema, Uremia
  - Wernicke's encephalopathy
- Infections: Encephalitis, Meningitis, Sepsis
- Other disorders
  - Diffuse axonal injury
  - Hypertensive encephalopathy
  - Hyperthermia or hypothermia
- Drugs: Sedatives, CNS depressants
- Toxins: Carbon monoxide

4) 진단—진찰

- Blood pressure
  - high: ICH, hypertensive encephalopathy
  - low: MI, hypovolemia, drug
- Temperature
- Respiration
- 호흡시 나는 냄새
- 피부소견

5) 진단—신경학적 진찰진단

- 의식
- 호흡

• 동공
• 눈 운동

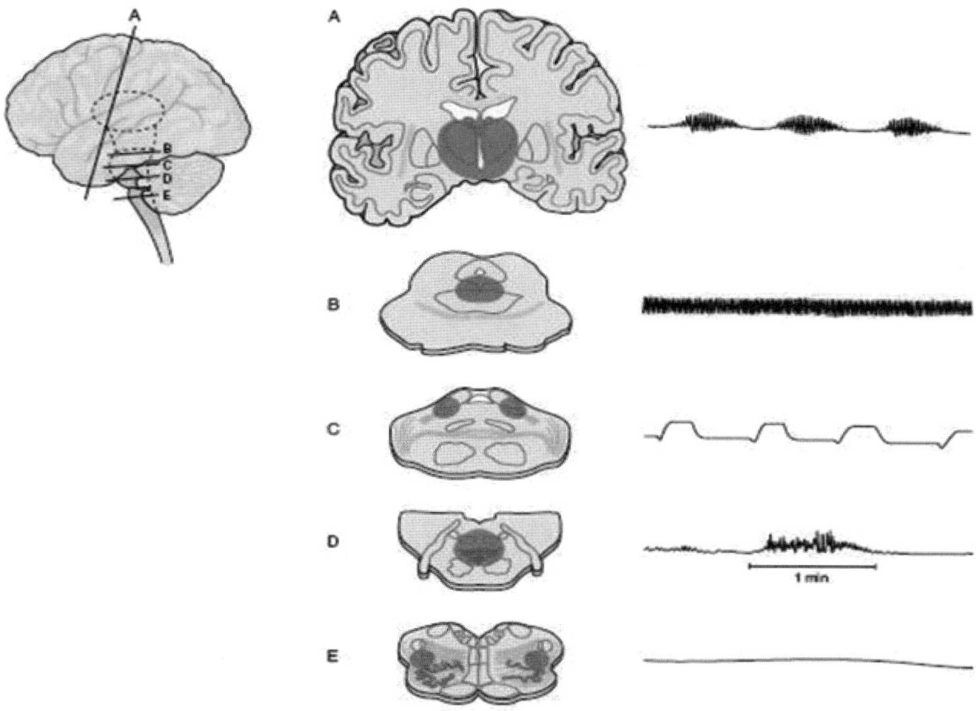
A
B
C
D
E
1 min

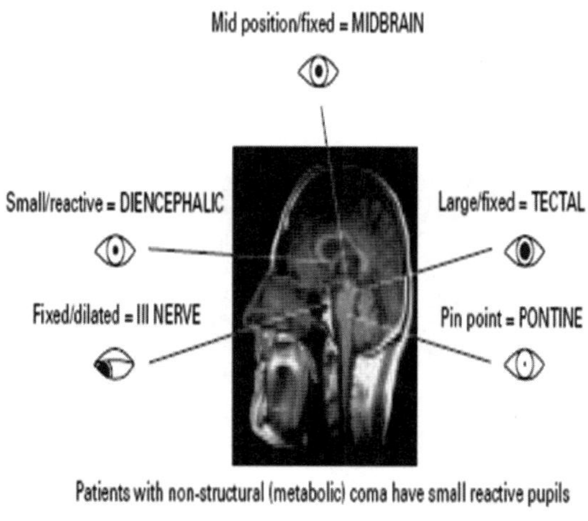
Mid position/fixed = MIDBRAIN
Small/reactive = DIENCEPHALIC
Large/fixed = TECTAL
Fixed/dilated = III NERVE
Pin point = PONTINE
Patients with non-structural (metabolic) coma have small reactive pupils

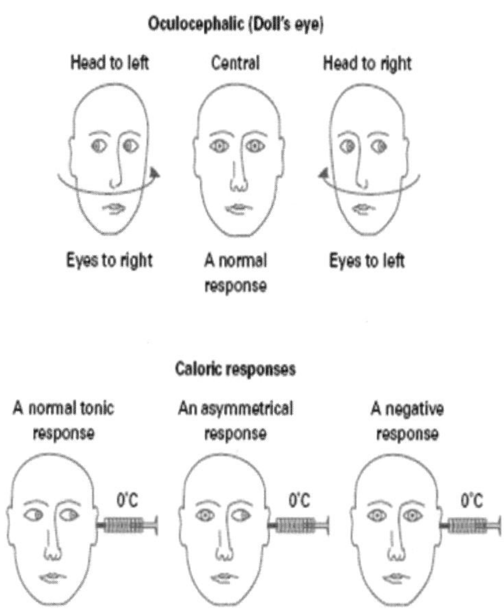
Oculocephalic (Doll's eye)
Head to left
Central
Head to right
Eyes to right
A normal response
Eyes to left
Caloric responses
A normal tonic response
An asymmetrical response
A negative response
0'C
0'C
0'C

Clinical assessment of coma

- General examination
  - Skin(ex. rash, anemia, cyanosis, jaundice)
  - Temperature(fever-infection/hypothermia-drugs/circulatory failure)
  - Blood pressure(ex. septicemia/Addison's disease)
  - Breath(ex. fetor hepaticus)
  - Cardiovascular(ex. arrhythmia)
  - Abdomen(ex. organomegaly)
- Neurological(general)
  - Head, neck and eardrum(trauma)
  - Meningism(SAH/meningitis)
  - Fundoscopy
- Neurological

Level of conciousness
- Glasgow coma scales
  - verbal response
  - eye opening
  - motor responses

Brain stem function
- pupillary respons
- spontaneous eye movement
- oculocephalic responses
- caloric responses
- corneal responses

Motor function
- Motor response
- Deep tendon reflexes
- muscle tone
- plantars

Respiratory Pattern
- Cheyne Stokes (hemisphere)
- Central neurogenic hyperventillation: rapid (mibrain)
- Apneustic: Rapid with pauses (lower pontine)

6) 진단—진단검사

- 환자의 전반적인 상태에 대한 집중감시
  - O2 saturation, BP, EKG, blood test
  - glucose, electrolyte, ABGA, LFT, TFT 등
- 의심되는 약물이나 노출된 독성물질에 대한 혈중농도와 소변검사

- CT or MRI: 구조적인 원인 감별
- Spinal tap
- EEG

7) 혼수 환자의 일반적인 치료와 관리

(1) 활력징후 정상으로 유지

- 기도확보, 산소공급
- 혈압과 혈액순환을 유지, 정맥을 확보
  - glucose, electrolyte, CBC, calcium, ABGA, culture, OT/PT, BUN/Cr, ammonia, PT/aPTT, ABO/RH
  - 정맥 확보 후 의심되는 질환에 따라 치료제 주사
  - 저혈당 의심 → 50% 포도당 IV → Wernicke encephalopathy 유발되거나 악화되지 않도록 thiamine 100mg 함께 IV
  - 마약중독 의심 → naloxone 0.01mg/kg IV
  - benzodizepine 중독 → flumazenil 0.2mg IV
  - status epilepticus → 항경련제
  - acute infarction → thromobolytic therapy 고려

  nasogastric tube insertion, 위세척
  - 위출혈, 독성물질 복용 확인

(2) sore, 신경압박 방지

(3) 배변 배뇨관리, 낙상방지 등

4. 어지럼증(Dizziness)

1) Symptoms encompassed by the term dizziness

Vertigo	Bouncing
Unsteadiness	Falling
Imbalance	Swimming
Spinning	Staggering
Floating	Weaving
Fainting	Moving
Lightheadedness	Passing out
Swaying	Tilting
Twisting	Listing
Blurring vision	Rocking
Disorientation	Oscillating
Poor equilibrium	Rolling

2) 어지럼증의 특징

(1) 현훈(vertigo)

도는(주변, 자신) 느낌

(2) 실신할 것 같은 느낌(syncopal-like sensation)

뇌혈류 감소 소견, 기립성 저혈압, syncope(vasovagal, cough, micturation), 심부정맥, hypersensitivity of c.sinus, Valsalva maneuver

(3) 균형장애(dysequilibrium)

파킨슨증(PSP포함), 소뇌장애, 전두엽 이상, NPH(normal pressure hydrocephalus), proprioception (vestibular system, dorsal column, peripheral neuropathy) 장애 등

(4) 어찔한 느낌(lightheadedness)

(1)~(3)의 부분적/불완전한 기술 또는 현훈의 남아 있는 증상, 심리적-과호흡 증후군, multisensory dizziness, presyncope

3) Differential diagnosis of dizziness

- Peripheral vestibulopathy
- Central neurologic disorders
- Systemic or medical conditions

(1) peripheral cause of vertigo

1. Peripheral vestibulopathy (includes labyrinthitis, vestibular neuronitis, acute and recurrent peripheral vestibulopathy)
2. Benign positional vertigo (includes benign positional nystagmus, benignparoxysmal vertigo)
3. Post-traumatic vertigo
4. Vestibulotoxic drug-induced vertigo
5. Meniere's syndrome
6. Other focal peripheral diseases (includes local bacterial infection, dedeneration of hair cells, geneticanomalies of labyrinth, cupulolothiasis, tumor of Ⅷ nerve, otosclerosis, fistula of labyrinth, and rarely, focal ischemia and others)

* Hearing loss often

(2) central neurological causes of vertigo

1. Brainstem ischemia and infarction
2. Demyelinating disease: multiple sclerosis, postinfectious demyelination, remote effect of carcinoma
3. Cerebellopontine angle tumor: acoustic neuroma, meningioma, cholesteatoma, metastatic tumor, etc.
4. Cranial neuropathy: focal involvement of Ⅷ nerve or in assocation with systemic disorders
5. Intrinsic brainstem lesions(tumor, arteriovenous malformation, trauma—rare)
6. Other posterior fossa lesions (primarily other intrinsic or extra-axial masses of the posterior fossa such as hematoma, metastatic tumor, and cerebellar infarction)
7. Seizure disorders—rare
8. Heredofamilial disorders (such as spinocerbellar degeneration)
9. Malformations of the peripheral vestibular apparatus

(3) systemic causes of vertigo & dizziness

1. Drugs (including anticonvulsants, hypnotics, antihypertensives, alcohol, analgesics, tranquilizers)
2. Hypotension, presyncope (including primary cardiac causes and postural hypotension from a wide variety of causes)
3. Infectious diseases (including syphilis, viral and other bacterial meningitides, and systemic infection)
4. Endocrine diseases (including diabetes and hypothyroidism)
5. Vasculitis (including collagen-vascular disease, giant cell arteritis, and drug-induced vasculitis)
6. Other systemic conditions (including the hematological disorders, polycythemia, anemia and dysproteinemia, sarcoidosis, granulomatous disease, and systemic toxins)

Peripheral vs Central Vertigo 비교

Lesion	Peripheral	Central
N/V	더 심하다	덜 심하다
Falling	병변쪽	병변쪽
Nystagumus on fixation fatigability	병변 반대쪽 억제 있다	병변쪽 지속 없다
동반증상	청력저하, 이명	뇌간/소뇌증상, long tract sign Hornor 증후군, drop attack

Summary of the most common peripheral vestibular lesions

Disorder	Type of vertigo	Nystag-mus	Duration	Nausea	Specific Symptoms	Trigger
BPPV	Rotary	+	1/2-2min	−/(+)	Latency, adaptation	Lying down, rolling over
Vestibular neuritis	Rotary	+	48-72h	+	Acute onset	−
Meniere's disease	Rotary	+	30min-24h	+	Fullness of ear, tinnitus, hypacusis	−
Acoustic neuroma	(Rotary)	(+)	−	−	Progressive hypacusis	−
Labyrinth fistula	Rotary/linear	+	Seconds	−	Loud tinnitus, Tullio, Hennebert Valsalva	Head trauma, ear surgery
Vestibular paroxysms	Rotary/linear	+	Seconds, minutes	−/(+)	Frequent attacks, tinnitus, hypacusis	Specific head positions
Bilateral lesions	−	−	Permanent	−	Gait ataxia, oscillopsia	Darkness

① 나이

- 전정기관이상: 모든 연령에서 가능
- 공황장애, 과호흡증후군, 다발성 경화증: 젊은 나이
- 파킨슨증, multisensory dizziness, CVA: 노인에 많다.

② 움직임에 따라 증상이 유발되는가

- 기립성 저혈압: 서 있을 때만 발생(주로 일어날 때 발생)
- BPPV: 자세변경(일어날 때, 고개를 돌릴 때)시 생김

• multisensory dizziness: 걸을 때와 방향을 전환할 때 주로 생김, 앉거나 가만히 서 있을 땐 별로 없다.
• 매니어병, 심부정맥: 움직임에 상관없이 발생

③ 어지럼증의 경과
• BPPV: 자세변경에 따라 갑자기 나타나서 수십 초간 지속
• 심부정맥: 갑자기 생겼다 갑자기 없어짐
• 서서히 시작해서 몇 시간 이상 지속되는 어찔한/붕뜬 느낌: 심리적 문제, 말초전정장애의 남은 증상

④ 동반 증상 여부
• nausea, vomiting: 중추 및 말초전정기능 장애
• peripheral vestibulopathy: H/Loss, tinnitus 증상이 동반될 수 있다.
  - V.neuronitis: single/recurrent sudden vertigo lasting hours to days, often a/w vomiting
  - Menier disease: fluctuating H/L, tinnitus, ear fullness, low freq loss on PTA
• CNS involvement sign 여부: 복시, GEN(gaze evoked nystagmus), 소뇌증상, 발음장애, perioral numbness, 안면마비/안면 감각저하, 발음장애, 사지마비, Hornor 증후군, long tract sign, drop attack
• vertiginous migraine: headache 동반

5. 경련(Seizure)

1) 정의

(1) **발작**(seizure): 전체 혹은 일부 신경세포(neuron)의 과다한 흥분(hyperexcitability)으로 인해, 감각, 자율, 운동, 정신 등에 이상이 일어나는 현상

(2) **간질**(epilepsy): 발작이 만성적으로, 재발될 때

• 간질의 정의
특별한 유발요인 없이 간질발작이 2회 이상 발생(이 경우 발작과 발작 간격이 24시간 이상) 또는 발작이 1회밖에 없어도 간질을 일으킨 원인(예. 뇌종양, 뇌병터)이 지속적으로 존재

2) 간질발작의 분류

(1) 임상증상과 뇌파소견을 고려

• 부분발작(partial seizure): 발작이 대뇌의 국소에서 발생하는 경우
• 전신발작(generalized seizure): 발작이 대뇌의 전반에서 발생하는 경우

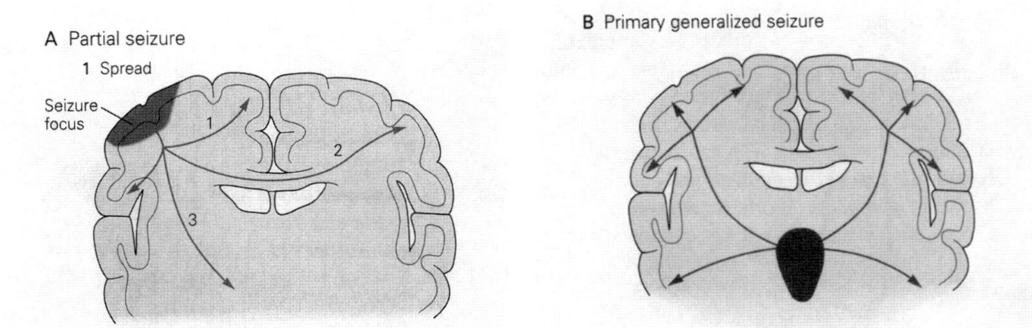

Seizure의 분류—발작 형태와 뇌파소견

Partial Seizure

- Simple partial seizure
  - with motor signs
  - with somato-sensory or special sensory symptoms
  - with autonomic symptoms
  - with psychic symptoms
- Complex partial seizure: Impairment of consciousness
  - simple partial onset followed by impaired consciousness
  - with impairment of consciousness at onset
  - partial seizure evolving to secondarily generalized seizure
  - simple partial seizure evolving to generalized seizure
  - complex partial seizure evolving to generalized seizure

Generalized Seizure: Loss of consciousness

- Absence seizure
- Myoclonic seizure
- Clonic seizure
- Tonic seizure
- Tonic-clonic seizure
- Atonic seizure

Unclassified Seizure

(2) 유발요인의 유무에 따라

- 유발발작(provoked seizure): 급성뇌병이나 전신질환 등에 의하여 발작이 유발된 경우(=acute symptomatic seizure)

  ex) febrile seizure, alcohol withdrawal seizure, electrolyte imbalance
- 비유발발작(nonprovoked seizure): 특별한 유발요인이 없는 상태에서 자발적으로 발생하는 발작(=spontaneous seizure)

(3) 원인의 유무에 따라

- 특발성(idiopathic): 특별한 원인을 밝히지 못했지만 그 발생기전에 유전요인이 관여한다고 생각하는 질환
- 증상성(symptomatic): 문진, 신경학적 진찰, 또는 신경영상을 시행하여 간질의 원인이 규명되는 경우
- 잠재성(cryptogenic): 원인을 확실히 규명할 수 없는 경우. 원인이 규명되지 않는 부분간질의 많은 경우가 속한다.

Epilepsy syndrome의 분류—발병 연령, 원인 및 예후

Localization-related epilepsies and syndromes

- Idiopathic(ILRE)
  - benign childhood epilepsy with centrotemporal spikes
  - benign childhhood epilepsy with occipital paroxysms
- Symptomatic(SLRE)
  - frontal lobe epilepsy
  - temporal lobe epilepsy
  - occipital lobe epilepsy
  - parietal lobe epilepsy
  - multilobar epilepsy

Generalized epilepsies and epileptic syndromes

- Idiopathic(IGE)
  - benign neonatal familial convulsions
  - benign neonatal convulsions
  - benign myoclonic epilepsy in infancy
  - childhood absence epilepsy
  - juvenile absence epilepsy
  - juvenile myoclonic epilepsy
  - epilepsy with GTCS on awakening

- Cryptogenic or symptomatic(SGE)
  - West syndrome
  - Lennox-Gastaut syndrome
  - epilepsy with myoclonic-astatic seizures
  - epilepsy with myoclonic absences
- Symptomatic
  - early myoclonic encephalopathy

Epilepsies and syndromes, undetermined

Special syndromes

- Febrile convulsions
- Isolated seizure or isolated status epilepticus

3) 간질의 원인 질환

- Idiopathic
- Genetic
- Infectious
- Metabolic or toxic
- Demyelinative
- Trauma
- Tumorous
- Stroke
- Degenerative

4) 간질의 진단

- 환자가 호소하는 발작증상이 간질발작에 합당한지를 평가
- 간질발작의 유형을 진단
- 간질의 원인 규명
- 특정 간질증후군 진단
  - 자세한 문진

- 병력청취, 신경학적 진찰, EEG 등 검사 시행

(1) 간질환자의 평가—문진 및 병력청취

- 자세한 병력청취가 필요
- 발작증상이나 의식소실을 동반하는 경우에는 목격자나 보호자로부터의 병력청취가 필요
  - 발작 양상의 특징에 대한 정보
  - 과거력상 간질발생의 위험인자 규명
  - 간질이나 그 외의 신경계 질환에 대한 가족력의 유무를 파악

① 발작 양상에 대한 묘사

- 발작시작 당시의 상황
  - 자고 있었는지, 누워 있었는지, 서 있었는지, 소변을 보고 있었는지
- 느낌
  - 속에서 치미는 느낌, 어지럼증, 친근한 또는 생소한 느낌, 청각증세, 시각증세, 후각증세, 미각증세 등
- 국소신경증상
  - 언어장애, 한쪽의 강직, 마비, 경련, 감각이상 등
- 발작중에 환자가 보인 행동
  - 경련, 긴장성 자세, 소리지름, 자동증, 배뇨, 혀깨뭄, 안색변화, 식은땀, 눈의 개폐 등
- 발작 지속시간
- 발작후 증상(정신혼미, 수면, 두통)
- 발작의 발병시기, 빈도
- 발작 양상, 유발요인

② 위험인자조사(과거력)

- 임신과 분만 당시의 상태
- 출생후 환자의 발육과 발달과정
- 뇌염이나 수막염 등의 중추신경계 감염의 기왕력
- 열성경련의 유무

• 두부외상, 뇌졸중 또는 동반질환의 유무

③ 가족력 조사

• 유전요인이나 유전신경계 질환과의 관련성 조사
• 환자의 정신사회적 기능
  - 교육정도, 운전 여부, 직업, 결혼 및 임신계획
  - 치료계획 수립에 도움

④ 과거 약물치료에 대한 자세한 정보

• 과거 항간질제 치료 환자

(2) 간질환자의 평가—문진 외

• 이학적 진찰 & 신경학적 진찰
• 뇌파: 간질 평가에 매우 중요
• 뇌영상검사
  - 구조적 뇌영상검사: CT, MRI
  - 기능적 뇌영상검사: SPECT, PET
  - 기타: 뇌자도(MEG), MR spectroscopy

(3) 뇌파(EEG)

• 간질 진단에 가장 결정적인 검사 도구
• 임상적 발작이 간질발작임을 뒷받침해 주는 기능 장애 여부를 확인
• 부분 발작 혹은 일차성 전반적 발작인지
• 그 외: 광과민성 여부, 뇌기능 장애

5) 중요 간질 증후군

(1) Benign childhood epilepsy with centrotemporal spikes

• 15% of childhood epilepsy

- The best prognosis of all the epilepsies: the risk of epilepsy later in life is no higher than that of the general population
- Onset: 3 to 13(9-10) yrs.
- Seizure types: simple partial involving the face and tongue, simple with secondary generalized during sleep(2/3), daytime(1/3)
- Normal N/E including cognitive skills
- EEG-broad centrotemporal spikes with anterior-posterior dipole on monopolar recording ("Benign Rolandic Epilepsy")

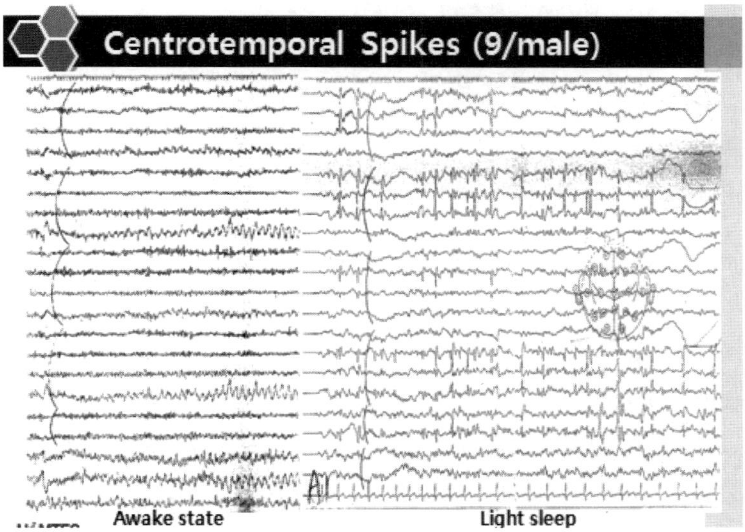

(2) Temporal lobe epilepsy

- Most common epilepsy syndrome of adults
- Involves mesial temporal lobe structures: hippocampus, amygdala, and parahippocampal gyrus
- Onset: late childhood or adolescence
- History of febrile seizures: common
- Complex partial seizures with secondary generalization
- Aura: visceral sensations(smell, gastric upset) or hallucinations(deja-vu, odd feeling)
- Typical behavioral changes: motionless stare, oro-alimentary automatisms, loss of awareness
- Postictal confusion

• 80% surgical success rate

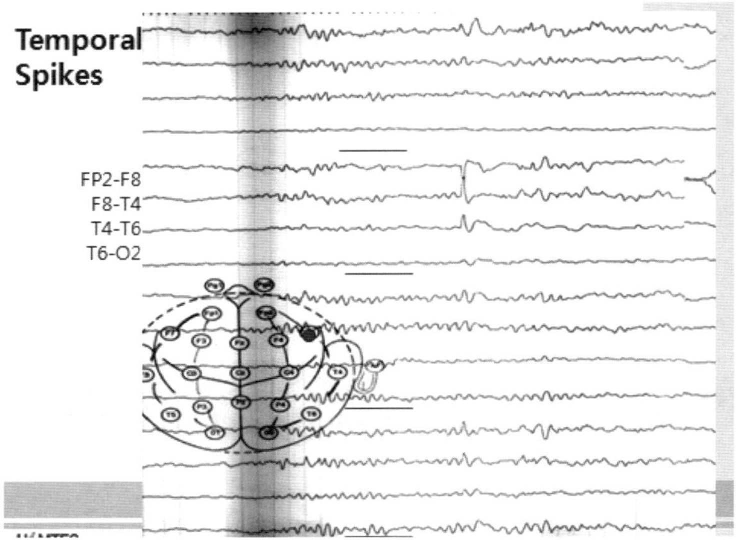

(3) Childhood absence epilepsy

• Onset between 4 and 10 yrs
• Neurologically normal
• Family history of idiopathic generalized epilepsy in some children
• EEG: 3 Hz Spike and waves with normal background or Occipital intermittent rhythmic delta slowings

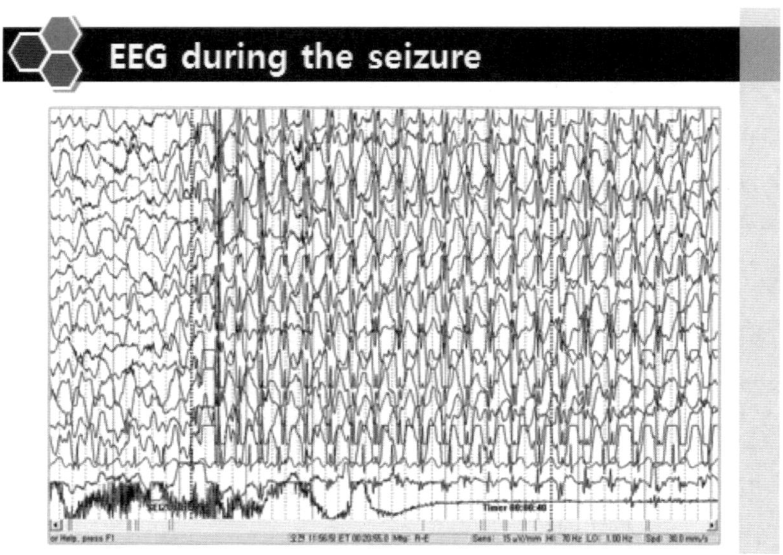

* Treatment & Prognosis

Treat with ethosuximide, valproic acid, or lamotrigine
Medication failure in 40%
May be associated with cognitive/learning problems
Up to 15% of CAE evolve into the life-long disorder of juvenile myoclonic epilepsy
Psychosocial issues in some patients

(4) Juvenile myoclonic epilepsy

- Prevalence: 5~10% of IGE
- Onset between 8-6 years (mostly 12-8)
- Early morning myoclonus involving both upper extremities, precipitated by sleep deprivation, fatigue, or alcohol
- GTC seizures in > 90%, absence seizures in 30%
  GTC seizures preceded by a series of myoclonic jerks

* EEG

Interictal generalized 4- to 6-Hz polyspike and slow-wave complexes with normal background
Photosensitivity in 1/3
Fewer than 10% of patients persistently have normal EEG findings
Asymmetric EEG finding such as lateralized sharp waves, unilateral spike, reported in 38% of patients
Sleep EEG has the highest yield
EEG normalize in half of the patients after drug therapy
Ictal bilateral symmetrical polyspike-and-wave complex

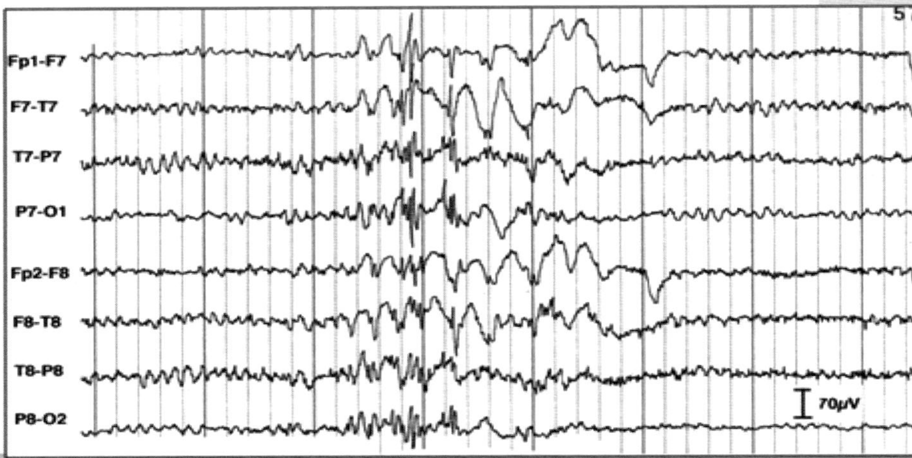

* Treatment & Prognosis
  AED: valproic acid or Lamotrigine
  Requires life-long treatment

6) 간질의 치료

- 약물치료
- 수술치료
  - 국소 절제술, 뇌들보절제술
  - 미주신경자극술
  - 심부뇌 자극(시상하핵)
- 보조적 치료
  - 케톤식(ketogenic diet)
  - Biofeedback

Evidence-based Recommendations

Sz types/synd	1st choice	2nd choice	Drug to avoid
partial/mixed	CBZ, TPM, LTG, OCBZ	PHT, VPA, GBP, ZNS, LEV, PB	
absence	VPA, ESM	LTG, TPM	CBZ, PHT, TGB, GBP
JME	VPA	LEV, TPM, LTG, FBM	CBZ, PHT
LGS	VPA, LTG	TPM, LTG, CBZ, (ZNS, FBM, LEV)	
West syngrome	ACTH, VGB	TPM, ZNS, LTG, VPA, CLZ	
PME	VPA, ZNS LEV	TPM, CLZ	
undetermined	broad spectrum AEDs: TPM, LTG, VPA, ZNS, LEV		

7) Adverse Reactions

- Idiosyncratic reactions: skin rash, hepatotoxicity…
- Dose-related and others: dizziness, N/V, cognitive dysfunction…

(1) Major Adverse Reactions of Old AEDs

PB	cognitive dysfunction / 금단발작
PHT	dizziness / hirsutism, dysmorphic figures, gingival problems
CBZ	skin eruption, leukopenia, diplopia / neural tube defects
VPA	N/V, hepatic dysfunction / weight gain, hair loss / neural tube defects

(2) Major Adverse Reactions of New AEDs

Summary of Adverse Enents Associated with the New Aeds

AED	Adverse Events	
	Serious	Non-serious
Gabapentin	None	Weight gain, peripheral edema, behavioral changes*
Lamotrigine	**Rash**, including Stevens johnson syndrome and toxic epidermal necrolysis (increased risk for children, also more common with concomitant valproate/divalproex use and reduced with slow titration); hypersensitivity reactions, including risk of hepatic and renal failure, DIC, and arthritis	Tics* and insomnia
Levetiracetam	None	Irritability/behavior change
Oxcarbazepine	**Hyponatremia** (more common in elderly), rash	None
Tiagabine	Stupor or spike wave stupor	Weakness
Topiramate	**Nephrolithiasis, open angel glaucoma, hypohidrosis***	Metabolic acidosis, weight loss, language dysfunction
Zonisamide	**Rash, renal calculi, hypohidrosis***	Irritability, photosensitivity, weight loss

* predomi nantly children

Note: This is not meant to be a comprehensive list, but represents the most common adverse events, based on consensus of panel.

Note: Psychosis and depression are associated with epilepsy and occur in open label studies with all new AEDs. Although these side effects may appear more commonly with some clrugs than with others, it is difficult to ascertain whether these relationships are causal. Consequently, these side effects have been omitted from the table.

6. 손떨림(Tremor)

1) 떨림의 정의

- 임상에서 가장 흔하게 접하는 이상운동질환 중 하나
- 몸의 일부분 혹은 여러 부분에서 작용근(agonist)와 대항근(antagonist)이 교대로 혹은 동시에 수축하여 규칙적으로 일정한 빈도를 가지는 sinusoidal 양상의 진동성 불수의 운동

• 간헐적으로 나타나기도 하고 증상이 심해졌다가 완화되는 변동적 양상을 보이기도, 환자의 감정상태나 불안, 육체적 피로에 의하여 떨림 증상이 흔히 심해짐

2) classification of tremor

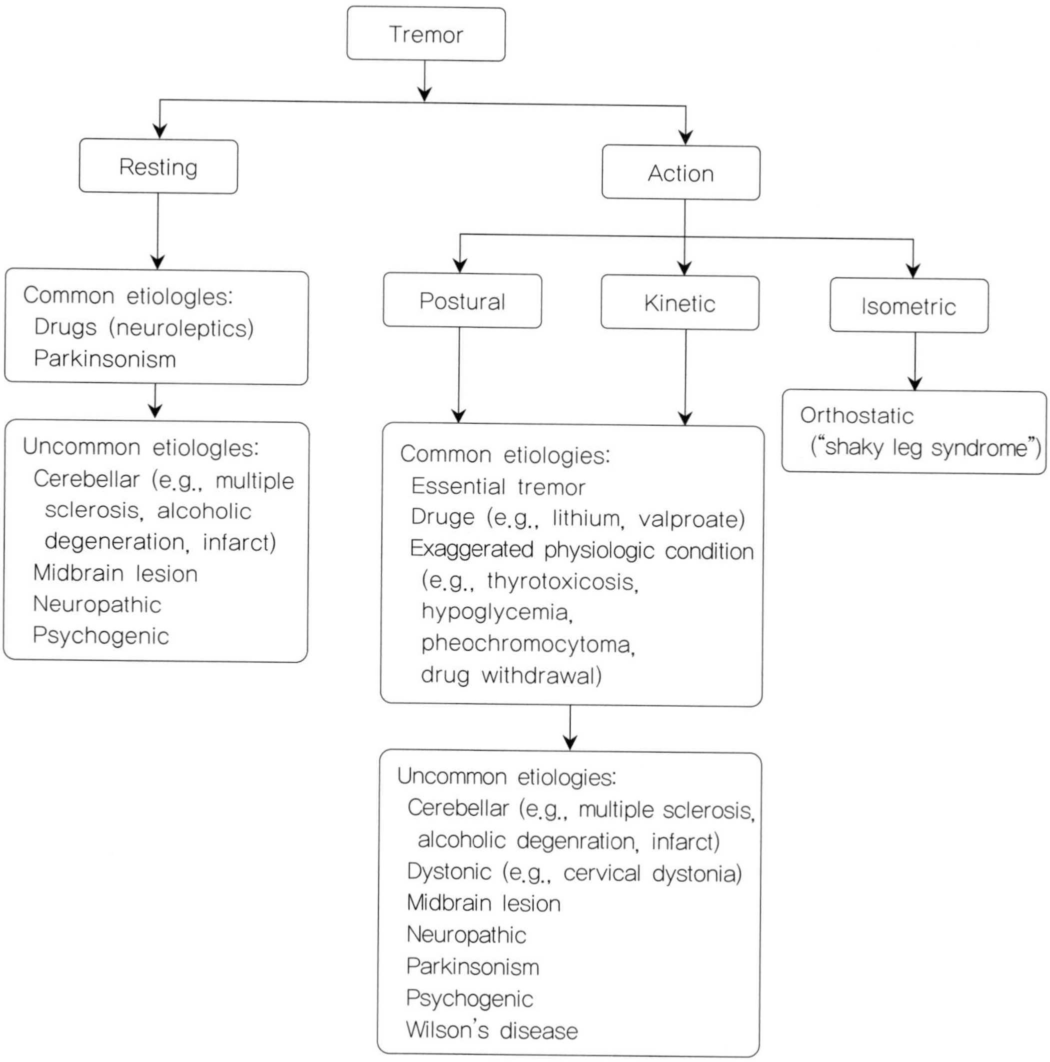

자세나 동작에 따른 떨림의 분류

(1) Resting tremor(안정떨림)

- 해당부위의 긴장을 제거하여 안정상태에서 검사
  - 손을 무릎이나 팔걸이에 가만히 얹어두거나
  - 다리를 검사대 아래로 늘어뜨리거나
  - 걸어 다닐 때 양손을 늘어뜨린 자세

  예) Idiopathic parkinson's disease (pill-rolling tremor)

(2) Acion-postural tremor(활동-자세 떨림)

- 해당부위의 근육을 활성화 시키는 자세
  - 팔을 든 채로 손바닥을 위로 한 자세
  - 양팔을 구부리고 손바닥을 펴서 코앞에 놓는 자세
- 움직일 때 심해질 수 있기 때문에 환자에게 글씨를 쓰거나 그림을 그리게 하면 쉽게 잘 관찰
- 감정적 흥분, 불안 등이 있을 때 더 두드러짐

  예) 본태성 진전증(essential tremor)
  생리적인 떨림(enhanced physiologic tremor)
  독성-대사성 질환, 약물에 의한 떨림
  신경병증(neuropathy)에 의한 떨림에서도 관찰

(3) Intention tremor(의도 떨림)

- 활동시, 특히 지시된 운동의 마지막 부분에서 심하게 떨릴 수 있기 때문에 활동 떨림과 감별
- 주로 머리와 상지, 5Hz 이하의 빈도

  예) 소뇌나 인접 연결 구조물의 질환으로 발생

3) 떨림 환자의 진단에 도움이 되는 양상

(1) 동반된 신경학적 증상과 질환

- Essential tremor: 동반된 신경학적 이상 없다
- Parkinson's disease: resting tremor + rigidity, bradykinesia, postural instability 등의 증상이 동반
- Intention tremor: eye movement abnormality, nystagmus, clumsy limb movement, ataxia 등을 동반

(2) 검사실 소견

- Postural tremor가 있는 환자
  - thyroid function test(갑상샘기능항진증 감별)
- 50세 이하의 명확한 원인이 없는 떨림 환자
  - 4시간 소변구리양, 혈중 ceruloplasmin 농도
  - slit lamp examination(Wilson병 감별)
- 한쪽에서만 떨림증이 나타날 경우 → 뇌영상
  - 특히 소뇌떨림이 의심되면 반드시 시행

4) 떨림증상의 임상특징과 치료

(1) Essential tremor

- most common movement disorder (0.3~1.7% of total population)
- 임상양상

  4~8(12)Hz frequency,

  postural tremor > kinetic tremor >> resting tremor

  hand > cranial musculature > leg & trunk
- FHx: (+) in 17~70%, AD transmission

- Tx: Beta blocker(propranolol),
  항경련제(primidone)thalamotomy,
  deep brain stimulation
- 감별진단
  IPD, MS, WD, HD, Cbll degenerative disease,
  Drug (lithium, VPA) related, Thyrotoxicosis

(2) Enhanced physiologic tremor

- 정상적이거나 생리적인 떨림이 과장되어 나타나는 것
- 팔을 쭉 뻗은 자세에서 손을 펴면 더 잘 볼 수 있음
- 화가 나거나 불안할 때, 과도한 운동후, 알코올 금단증상, 약물독성, 다른 대사성 질환
  (hyperthyroidism, hypoglycemia, hypercortisolism, pheochromocytoma 등)
- Tx: 심한 경우 propranolol 투여

(3) Idiopathic Parkinson's disase

- 임상증상
  Tremor: resting tremor, 3-5Hz, pill-rolling, 비대칭으로 시작되어 수년이 지난 후에 다른 팔이나 다리로 진행
  Rigidity: cogwheel rigidity, flexed posture 유발
  Bradykinesia: masked face, arm swing 감소, 저작 및 연하곤란
  postural instability
  festinate or shuffling gait, pivot turning,
  micrographia, microphonia, depression, insomnia, paresthesia, drooling
- 치료: levodopa, 항콜린제제

(4) Cerebellar tremor

- 2-4Hz 정도 되는 느린 속도의 불규칙한 떨림, 지향점이 있는 운동에서 더 심해지는 양상
- Multiple sclerosis, trauma, tumor, stroke이 원인이 될 수 있기 때문에 뇌촬영이 필수적
- 치료: 일반적으로 잘 반응하지 않으나, 반대쪽 thalamus, VL nucleus의 기능적 절제술, B-blocker, 항콜린제제, levodopa

7. 팔다리 근육힘 약화(Muscle weakness)

1) 근력약화의 정의

- 근력이 감소된 경우: 쇠약(weakness) 또는 불완전마비(paresis)
- 근육수축이 전혀 없는 경우: 마비(paralysis) 또는 완전마비(plegia)
- 근력약화의 형태, 근력약화의 양상, 동반되는 감각장애, DTR의 양상 ⇒ 병터의 국소화

2) Differential diagnosis of muscle weakness

- Brain
- Spinal cord
- Peripheral nerve
- Neuromuscular junction
- Skeletal muscle

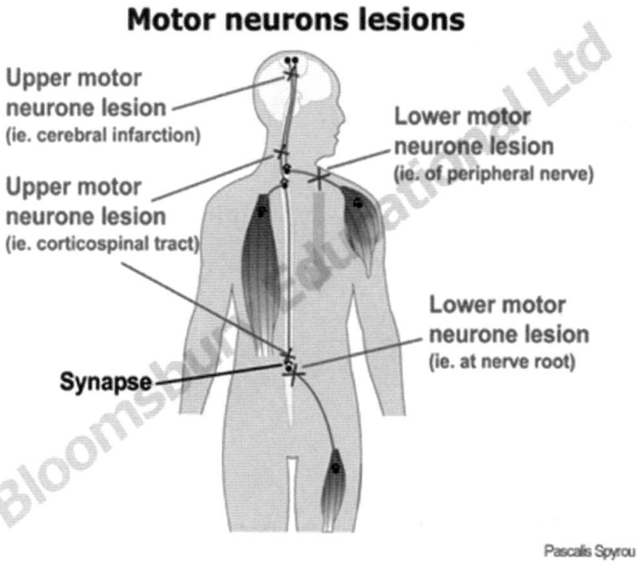

Overall Approach to the Patient Who Complains of Generalized weakness

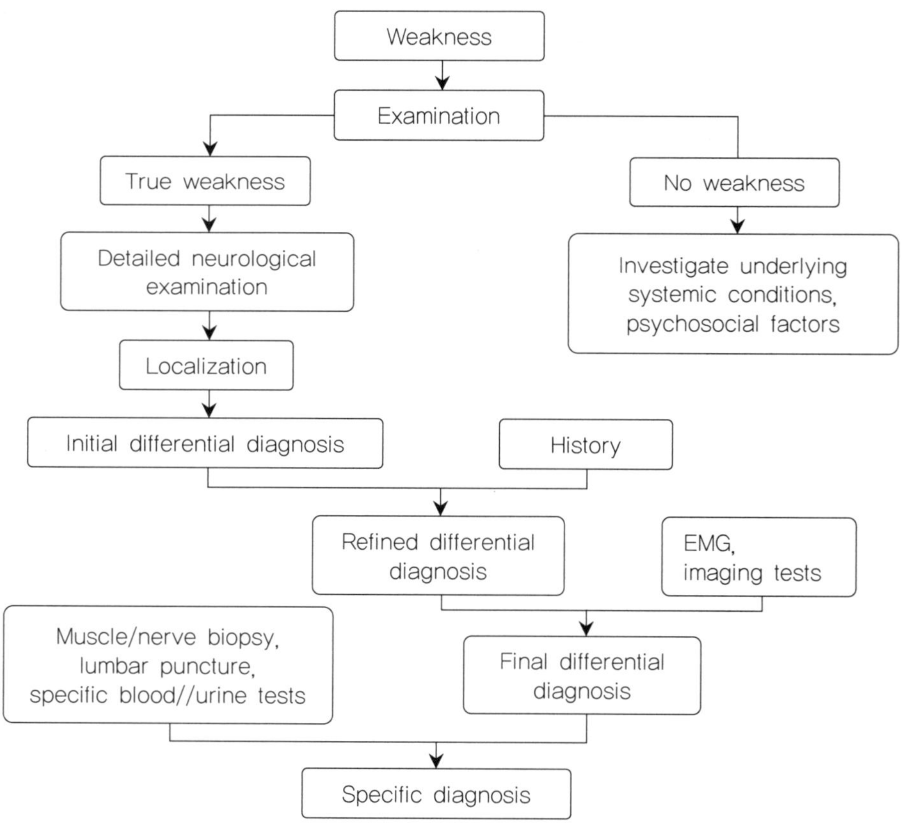

Signs of Upper Motor Neuron(UMN) vs Lower Motor Neuron(LMN) Lesions

	UMN syndrome	LMN syndrome
Type of Paralysis	*Spastic Paresis*	*Flaccid Paralysis*
Atrophy	No (Disues) Atophy	*Severe Atrophy*
Deep Tendon Reflex	*Increase*	Absent DTR
Pathological Reflex	Pasitive *Babinski* Sign	Absent
Superficial Reflex	Absent	Present
Fasciculation and	Absent	Could be *Present*

(1) 근력약화의 형태에 따라—지속적/간헐적

- 지속적 근력약화
- 간헐적 근력약화
  - 중증 근무력증(myasthenia gravis)
  - periodic paralysis
  - 대사성근육병증
  - myophophorylase deficiency
  - carnitine palmitoyl transferase deficiency

(2) 근력약화의 형태에 따라—근위부/그위의 부위

- proximal dominant: 거의 모든 근육질환에 해당
- limb-girdle pattern: 몸쪽 근육이 더 약하고 얼굴 근육은 보존되는 형태 muscular dystrophy, polymyositis, dermatomyositis
- 다른 양상의 근력저하: fascioscapulohunmeral muscular dystrophy, myotonic dystrophy, distal myopathy

(3) 근력약화와 동반될 수 있는 증상

- 근육통증
  - 구축(contracture), 경련(cramp), 연축(spasm) 등과 연관
- 근육긴장증(myotonia)
  - 지속적인 근육수축 이후에 근육이완이 지연되는 상태
  - Myotonic muscular dystrophy: 근력저하+myotonia
- 근육비대(muscular hypertrophy)
  - Duchenne muscular dystrophy, Becker muscular dystrophy: 장딴지비대

3) 검사소견

- 혈청효소치(Creatine Kinase, CK) 측정
  - 근육병 평가에 가장 유용한 근육효소
- 전기진단적 검사
  - 신경전도검사(nerve conduction study, NCS)
  - 근전도검사(electromyography, EMG)
  - 반복신경자극검사 (repetitive nerve stimulation test, jolly test)
    → 이 검사결과들을 종합하여 신경병증, 근육병증, 신경근육접 합병 등을 감별
- 근육생검
  - 근육병의 확진, 신경병증과의 감별에 도움

Clinical features that help characterize weakness

Characteristic	Examples
Distribution	
Proximal	Muscular dystrophies, myopathies, neuromuscular junction disorders
mDistal	Polyneuropathies
Generalized	Myopathies
Localized	Radiculopathy, plexopathy, peripheral neuropathy
Time course	
Sudden	Stroke or vascular-related
Acute/subacute	polyneuropathies, myelopathies, myopathies, neuromuscular junction dystrophies
Insidious	Myopathies, amyotrophic lateral sclerosis, tumor-related processes, muscular dystrophies
Episodic	Hypokalemic/hyperkalemic periodic paralysis, neuromuscular junction process

Associations	
Aches, tenderness	Myopathy
Aphasia, agnosia, apraxia, neglect	Cortical stroke
Diplopia	Neuromuscular junction disorder, brainstem process
Bulbar symptoms	Neuromuscular junction disorder
Alcoholism	Perilheral neuropathy, myopathy, entrapment neuropathy
Cocaine use	Acute myopathy, stroke
Vomiting/diarrhea, diuretic use	Electrolyte-induced myopathy
Heavy metal exposure	Polyneuropathy
Rash	Dermatomyositis
Tick exposure	Tick paralysis
Recent viral illness	Polyneuropathy, myelopathy
Bladder symptoms	Myelopathy, cauda equina syndrome

	Neuropathy	Myopathy	Neuromuscular junction
Distribution of weakness	Distal > proximal	Proximal > distal	Diffuse (ocular, bulbar, and respiratroy)
Reflexes	Decreased	Normal to decreased	Normal
Sensory involvement	+	·	·
Atrophy	±	±	·
Fatigue	±	±	+
Serum CPK	Normal	Normal to increased	Normal

4) Classification of NMJ disorder

- Post-synaptic: Myasthenia gravis
  - d/t destruction of post-synaptic Ach receptor
- Presynaptic: Lambert-Eaton Myasthenic syndrome(LEMS)
  - d/t impaired pre-synaptic Ach release(Ab to VGCC)
  - Botulism

5) Myasthenia gravis

- Neuromuscular junction disorder
- autoimmune mechanism: autoantibodies block Ach receptor
- age of onset: 20～40(women), 60～80(men=women)
- symptoms: muscle weakness & marked fatiguability of skeletal muscle, improves with rest

Blocking autoantibodies cause Myasthenia Gravis

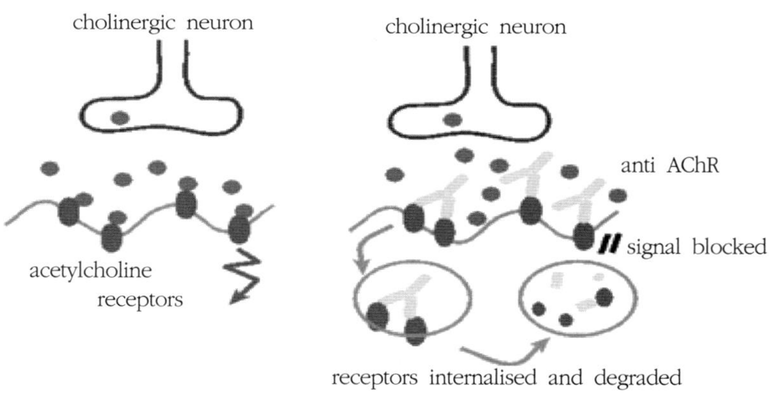

(1) Pathology

- Thymus gland: lymphoid hyperplasia
- 10%: thymoma, predominance in older male
- Loss of synaptic folds and widened clefts
- Simplified postsynaptic membrane
- A/W Throtoxicosis(5%), RA, SLE, polymyositis

(2) Symptoms

- Fluctuating nature of myasthenic weakness
  Diurnal variation
  Remissions or exacerbations: prolonged variations
- Distribution of weakness: Ocular muscle involvement 0% at first, 5% ultimately-tosis, & diplopia
  Dysarthria, dysphagia
  Limb alone: almost never affected
  Crisis: provoked by respiratory infection or by surgery
- Clinical response to cholinergic drugs

(3) Signs

- Drooping eyelids
- Ophthalmoplegia
- Respiratory involvement
  VC & inspiratory, expiratory pressure
- Muscle wasting: 10% of pt

(4) Natural course

- Ocular involvement frequency
  : 50~75% of initial presentation: ocular MG
  : 90% of cases
- Ocular MG → systemic MG
  : 80% within first year
  : 90% within three years

3 yrs only ocular involvement–rare cases to become generalized
Spontaneous remissions occur in the first 2 years
Mortality in Crisis; 25% in 1960'

(5) Treatment

anticholinergic drug: symptomatic
Plasmapheresis: symptomatic
thymectomy if thymoma
steroid
immunosuppressive drug

Summary of the Tests Used in Diagnosis of Myasthenia Gravis

Test	Comments
Edrophonium (Tensilon test)	Easy to administer, no need for expensive equipment. Limitations: false positives and false negatives, occasional serious side effects, for example, hypotension and arrhythmias.
Ice test	Nearly 80% sensitive and highly specific to diagnose myasthenic ptosis, no need for cardiac monitoring, can be done in an office setting. Not commonly used, applicable only when ptosis is present.
AChR antibody in serum	Nearly 80~85% sensitive in generalised and 60~70% in ocular myasthenia gravis, highly specific, non-invasive, now widely available. May be the diagnostic "gold standard". Titres do not always correspond with the severity of myasthenia gravis.
Repetitive nerve stimulation	Sensitivity around 75%. Uncomfortable to patient, not specific. Not reliable if the limb is cold, or patient on acetylcholinesterase inhibitors.
singel fibre electromyography	Most sensitive test. Needs costly equipment, not specific.
Anti-MuSK antibodies	Found in a subset of seronegative myasthenia gravis. Only recently described; not widely available yet.
Computed tomography/MRI of chest	To diagnose associated thymic tumours. Noninvasive. Greater yield in patients>40 years of age. May be used post-thymectomy to look for residual thymic tissue in patients who deteriorate unexpectedly.
MRI brain	In cases where a structural brain stem lesion is possible.

참고문헌

대한두통학회, 2009, 『두통학』, 군자출판사.

대한신경과학회, 2007, 『신경학』, 군자출판사.

대한치매학회, 2006, 『치매 임상적 접근』, 아카데미아.

Adams and Victor's Principles of Neurology.

제5장
Approach to the Patient with Respiratory Problems

제5장 Approach to the Patient with Respiratory Problems

1. 병력조사

- 호흡 질환 증상의 시작에 대한 질문
- 호흡 질환 증상의 정도에 대한 질문
- 호흡 질환 증상의 유발요인과 악화요인에 대한 질문
- 호흡 질환 증상과 동반된 증상을 질문
- 과거에 앓았던 병력에 대한 질문
- 흡연력에 대한 질문
- 직업력에 대한 질문
- 가족의 질병력에 대한 질문
- 계통적 문진을 시행

2. 신체검진

1) 신체검진의 일반적 접근법

- 환자를 허리까지 벗은 상태로 적절한 조명하에 진찰
- 시진, 촉진, 타진, 청진의 순서로 차례로 진찰
- 환자의 좌우가 대칭적인가 관찰
- 환자를 진찰하는 동안 진찰 하부의 구조를 상상하며 시행
- 환자가 팔짱을 끼게 한 뒤 후방을 진찰, 환자를 눕게 하고 전방을 관찰

2) 시진

- 호흡운동의 속도, 리듬, 노력성을 관찰
- 정상적인 사람의 호흡은 조용하며 규칙적이고, 분당 8~16회
- 환자의 후방 정중앙에서 흉곽의 모양과 움직임을 관찰
- 흉곽의 구조 이상
  - 정상인에서 흉곽의 전후경: 측경의 비는 1 : 2 내지 5 : 7 정도
  - 골의 각도: 폐기종에서 늑골각은 수평
  - 흡기시 이상 함몰: 천식, 폐기종, 상기도 폐쇄에서 관찰
  - 호기시 이상 팽창: 천식, 폐기종, 다량의 흉수에서 관찰
  - 호흡운동 중의 멈춤: 폐실질이나 흉막의 이상시 관찰

3) 촉진

- 다음의 4가지를 관찰
  - 압통
  - 종괴나 다른 이상 소견
  - 호흡에 따른 흉곽의 팽창이 적절
  - Vocal fremitus를 시행한다.
- Fremitus: 손으로 느낄 수 있는 흉벽을 통한 소리의 전파

- 환자로 하여금 '하나, 둘'을 반복하게 말하여 손의 내측면으로 느낀다.
- fremitus의 감소는 기관 폐쇄, 흉강이 물, 공기, 종괴 등으로 차 있을 경우 vocal fremitus를 이용하여 횡경막의 위치를 확인

4) 타진

- 흉곽을 타진하면 타진 심부의 물질이 공기, 물, 고형물 인지를 추정
- 타진으로 진찰할 수 있는 부위는 하방 5~7cm까지
- 순차적으로 타진을 시행하며, 좌우 대칭적인가를 비교
- 호기말과 흡기말에서 숨을 멈추고 타진을 시행: 횡경막의 운동이상 감지

5) 청진

- Normal Lung Sound
  - Vesicular Breath Sound
  - Bronchial Breath Sound
  - Bronchovesicular Breath Sound
- Vesicular Breath Sound
  - 대부분의 전 폐야에서 들리는 정상적인 호흡음
  - 흡기시 잘 들리며 초기 호기시까지
  - 폐포음은 부드럽고 낮은 음의 소리
  - Vesicular Sound 청진시 Breath Sound Intensity(BSI)를 확인
    ① BSI의 감소는 해당 Lobe의 국소적인 환기 감소(예: 기도폐쇄 등) 또는, 폐의 불충분한 소리 전달(예: 폐기종 등)에 의해 발생
    ② BSI와 기도폐쇄의 정도는 어느 정도 상관관계
- Bronchial Breath Sound
  - 기관지 호흡음은 Vesicular Sound에 비해 거칠고 온음의 소리로 마치 속이 빈 파이프를 공기가 지날때 나는 소리와 비슷
  - 흡기시에도 들리나 호기시에 더 길게 잘 들리며, 흡기와 호기 사이에 정지기
  - 정상적으로 경부기관 부위 즉, 흉골위에서만 청진

① 이 장소 외의 말초 폐야에서 기관지 호흡음이 들리면 비정상적인 폐음

② 이는 폐렴, 무기폐 등에서 폐실질의 Consolidation으로 폐조직 밀도의 증가에 의한 소리전달의 증가 또, 정상적으로 존재하는 공기가 차 있는 폐포에 의한 소리의 여과작용 등이 사라져서 결과적으로 Bronchial Sound가 말초폐야에서 들린다.

• Bronchovesicular Breath Sound

- 기관지 폐포호흡음은 Vesicular Breath Sound와 Bronchial Breath Sound의 중간에 해당되는 소리로서 호기시 Bronchial Breath Sound보다 더 짧게 청진

- 정상적으로 흉부 전면에 1, 2번째 늑간에서 들리고 흉부 후면에서는 Interscapular Space에서 청진

위의 장소 외에서 들리면 Lung Consolidation(폐렴, 무기폐) 등으로 비정상적인 음의 전달이 일어났으리라 추측할 수 있다.

• Abnormal Lung Sound

- High-pitched Crackle(Fine Crackle)
- Low-pitched Crackle(Coarse Crackle)
- Early Inspiratory Crackle(Coarse Crackle)
- Late Inspiratory Crackle(Coarse Crackle)
- Wheezing
- High-pitched Wheezing(Sibilant Wheeze, Wheeze)
- Low-pitched Wheezing(Rhonchus)
- Monophonic Wheezing
- Polyphonic Wheezing
- Stridor
- Pleural Friction Rub
- Egophony

• High-pitched Crackle(Fine Crackle)

- 수포음(Crackle, Rale, Crepitations 등으로 서로 혼용되어 사용되나 Crackle이 추천되는 용어임)은 정상적인 폐음이 들리지 않으면서 나는 짧고 폭발적인 Non Musical Sound

- 수포음의 발생기전

① 기관지내 분비물에 공기가 지나면서 발생하는 Bubbling에 의한 소리라는 설

② 간질성 폐섬유화증에서와 같이 기관지내 분비물 없이 염증 등에 의해 닫혀 있던

세소기도가 흡기시에 열리면서 닫혀 있던 기도의 근위부 및 원위부의 압력차이가 소실되면서 나는 소리

- High-pitched Crackle은 폐부종과 같이 소기도에 분비물이 찰 때 들리는 수포음으로 Low-pitched Crackle에 비해 작고 짧으나 High-pitch의 소리로 들린다.

• Low-pitched Crackle(Coarse Crackle)
  - High-pitched Crackle에 비해 크고 Low-pitch의 소리로 Coarse Crackle이라고 불리기도 한다.
  - 대개 Tracheobronchites, Bronchiectasis 등에서 잘 들리는 소리

• Early Inspiratory Crackle(Coarse Crackle)
  - 호흡주기에 들리는 시기에 따라 Early, Late, Paninspiratory Crackle로 분류
  - Early Inspiratory Crackle

    Chronic Bronchitis, Emphysema, Asthma 등에서 들리는 소리

    기관지의 Compliance가 병적으로 증가하거나 기관지 주위를 Retraction하는 Elastic Recoil이 감소하여 호기(Expiration)시 비교적 큰 기관지(Proximal & Larger Airway)가 Collapse된 상태에서 다음 번 흡기시 들리는 Crackle로 드물게 들리고 소리는 크거나 작다. 입을 통해서 Carckle이 전달되고 기침이나 자세의 변화에 따라 변화되지 않는다.

• Late Inspiratory Crackle(Coarse Crackle)
  - 말초 소기도, 폐포가 호기시 닫혀 있다가 흡기 후반부에 갑자기 열리면서 나는 소리
  - 주로 폐하엽에서 청진
  - Interstitial Fibrosis, Pneumonia, Plumonary Edema, Asbestosis 등

• Wheezing
  - Wheeze는 Rhonchi와 혼용
  - Wheezing이 생기는 기전

    빠른 Air Flow가 좁아져서 거의 맞닿을 정도가 된 기도를 지나면서 Vibration을 일으켜 발생
  - Wheezing의 Pitch는 기도의 Narrowing 정도와 기류의 속도에 따라 달라짐

    즉, 기도가 좁아질수록, 유속이 빠를수록 High Pitch의 Wheezing이 발생
  - Localized Wheeze

    Endobronchial Tumor, Extrinsic Airway Compression

- Generalized Wheeze
  Bronchospasm, Mucosal Edema, Widespread Secrection
- High-pitched Wheezing(Sibilant Wheeze, Wheeze)
  - 통상적인 Wheeze 또는, Sibilant Wheeze
  - Frequency가 400hz 이상 되는 wave가 많은 소리
  - High-pitched Wheezing
    Peripheral Airway의 Narrowing
  - Low-pitched Wheezing
    Central Airway의 Narrowing
  - 실제로는 어떤 Airway에서도 발생할 수 있고 한 번의 호흡주기에서도 Airway의 Narrowing 정도에 따라 달라진다.
- Low-pitched Wheezing(Rhonchus)
  - Main Bronchus를 좁게 하는 Tumor
  - 기도 내 과량의 분비물
    기침 등으로 분비물이 제거되면 소리가 없어지기도 한다.
- Monophonic Wheezing
  - Single Musical Tone 즉, 단일 음표로 구성된 Wheeze로 하나의 기관지가 좁아졌을 때, 들리는 소리
  - 기관지의 협착이 Solid하면 Wheeze가 전 호흡주기에 걸쳐 들리고 Flexible하면 흡기 또는, 호기시에만 들릴 수 있다.
  - 하나 또는, 여러 개의 Monophonic Wheeze는 천식의 특징적 소견
    청진시 Wheeze의 수는 많지 않으며 몇 개의 큰 Wheeze가 흉벽의 여러 부위에서 상대적으로 다른 강도의 소리로 들리기 때문에 Wheeze의 수가 많으리라 착각하는 것
- Polyphonic Wheezing
  - COPD 환자에서 흔히 들을 수 있는 Wheeze로 대개 호기시에 국한
  - 시작과 끝이 같은 여러 개의 다른 불협화음의 소리
- Stridor
  - 환자에서 떨어져 있어도 들리는 가장 큰 흡기성음
  - Monophonic Wheeze와 소리의 강도 차이 외에는 소리의 발생기전 특성이 같다. 즉, Central Airway의 Narrowing으로 발생하는 일종의 큰 Monophonic Wheeze이다. 대개

Trachela Stenosis, Aspirated Foreign Body, Tracheal Tumor의 가능성을 암시한다.

- Pleural Friction Rub
  - Pleural Surface가 Fibrin Deposit이나 염증세포, 암세포 등으로 거칠어졌을 때, visceral, Parietal Pieura의 Sliding Motion시 발생하는 소리
  - Non-Musical Sound이며 흡기, 호기시에 전부 들린다.
  - Pleural Effusion이 많아져서 Visceral, Parietal Pleura가 접촉하지 않게 되면 Pleuritic Chest Pain도 감소하면서 Friction Rub도 들리지 않아 입원환자에서는 잘 들을 수 없고 Thorancentesis 후 Effusion이 감소하면 들리는 경우가 있다.
- Egophony
  - Egophony는 희랍어로 '염소의 목소리'라는 뜻
  - 환자의 목소리가 Consolidated Lung Tissue나 Pleural Effusion에 의해 Passive Atelectiasis가 된 Lung Tissue를 지날 때 코멩멩 소리처럼 들리는 것을 말한다.
  - 목소리가 Consolidated Area를 지날 때 정상 폐에서처럼 높은 음의 소리가 여과도지 않아 High Frequency의 소리가 크게 들리므로 코멩멩 소리처럼 들린다.
  - 환자에게 계속 'E'를 발음하게 하고 정상 부위에서 폐렴이 있는 부위로 청진기를 이동하면서 녹음한 소리로, 폐렴이 있는 부위에서 'A'라고 들린다.

제6장

Approach to the Patient with Gastrointestinal Disease

1. 연하 곤란
2. 위식도 역류질환
3. 기능성 소화 불량증
4. 급, 만성 위염
5. 소화성궤양
6. 기능성 위장 장애(Rome Ⅲ 기준)
7. 위암
8. 치료내시경

제6장 Approach to the Patient with Gastrointestinal Disease

1. 연하 곤란

1) 정의 및 증상

(1) 정의

연하는 삼키는 것이며 구강, 인두, 식도를 구성하고 있는 여러 구조물들이 유기적으로 움직여 이루어진다. 연하곤란이란 어떤 이유에서든 이러한 유기적인 움직임에 장애가 생겨서 음식물을 삼키지 못하거나 음식물이 기도로 넘어가게 되는 것을 말한다.

(2) 증상

- 흉부작열감
- 음식역류 및 구토
- 비심인성흉통
- 음식물의 기도내 흡인으로 인한 기침

• 음식을 삼킬 때의 통증
• 고형식 및 유동식 등의 연하곤란

2) 진단방법

• 방사선학적인방법: 비디오투시검사
 이중 식도 조영술, CT, MRI
• 위장내시경을 통한 식도검사
• 식도내압검사
• 번스테인검사: 0.1N 염산과 생리 식염수을 주입 후 증상 발현 유무를 관찰한다.
• 24시간 보행성 식도 pH 측정 검사

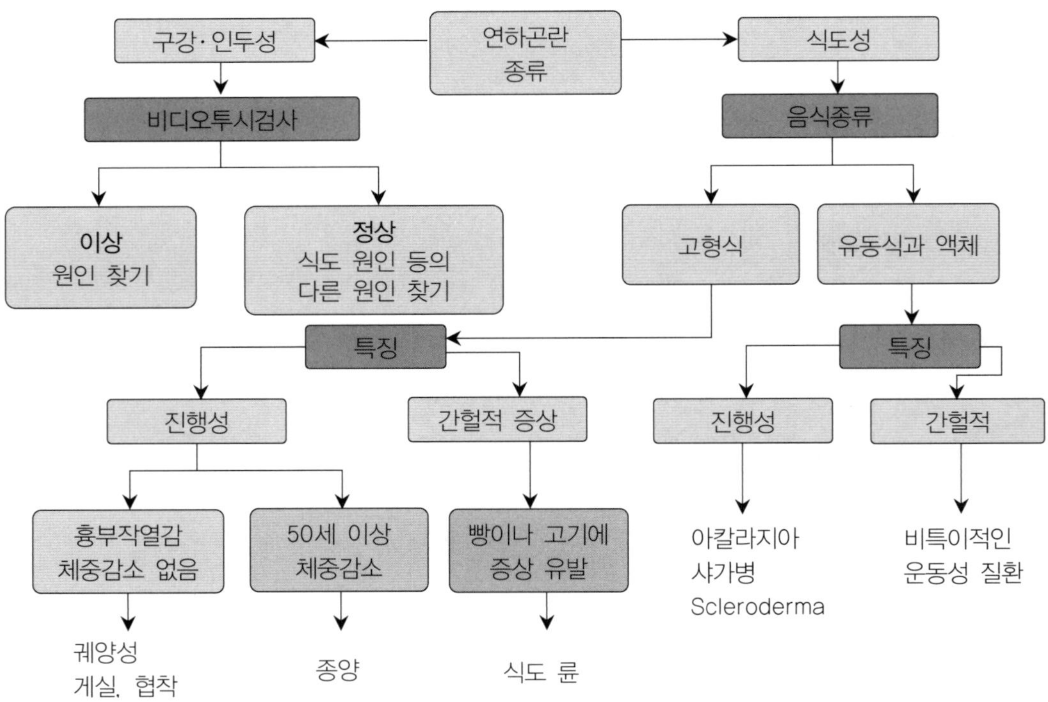

2. 위식도 역류질환

1) 진단

History만으로 진단: 전형적인 증상 → PPI투여

- 진단의 세 가지 방법
  - 점막 손상의 증명: 바륨 조영술 검사, 위장내시경, 점막생검, 번스테인 검사
  - 위산 역류의 증명과 위산양의 평가: 24시간 보행성 식도 pH 측정 검사
  - 병태생리의 진단: 식도 내압검사

2) 치료지침

(1) **치료목적**: 증상완화, 미란성 식도염의 치료, 부작용예방

위식도 역류질환: 치료지침

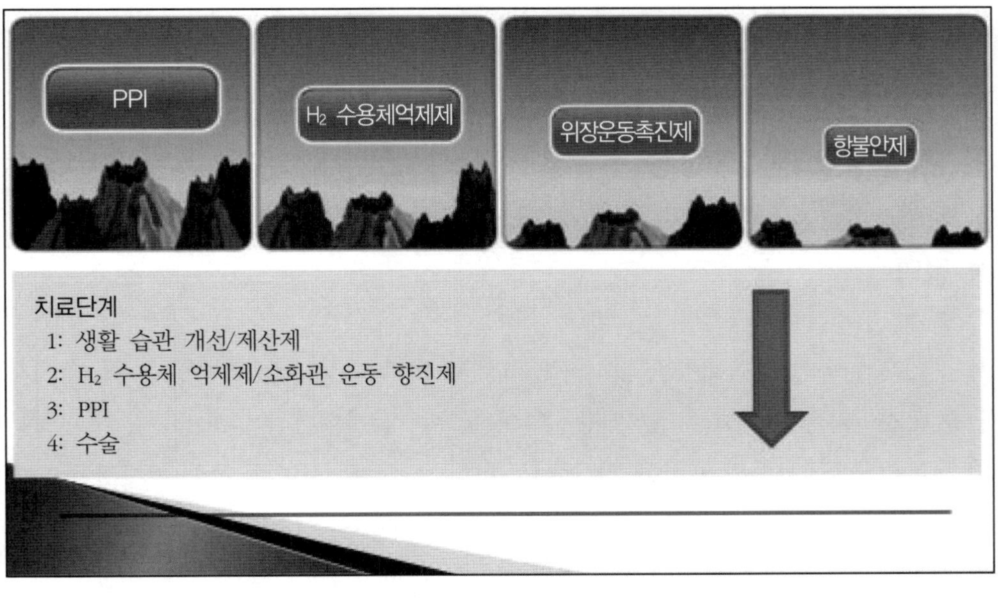

(2) 생활 습관개선

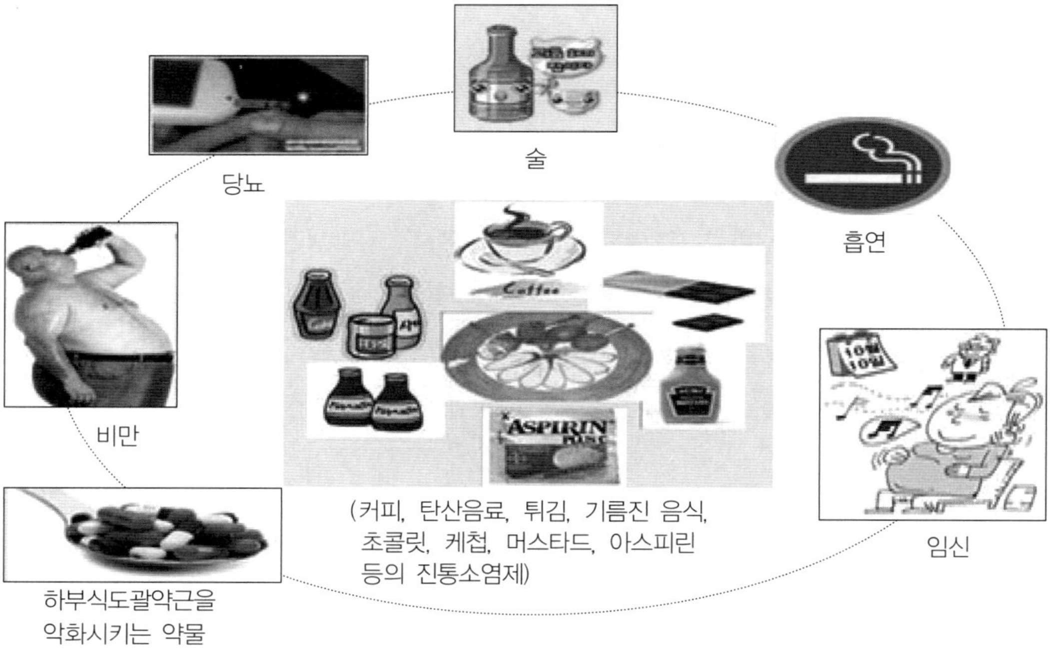

3. 기능성 소화 불량증

1) 정의

지난 12개월 동안 연속적이진 않더라도 적어도 12주 이상 앓았고

① 지속적이거나 반복되는 상복부중심부의 복통이나 불편감이 있고

② 상부위장관내시경을 포함한 검사에서 이러한 질환을 설명할 만한 기질적인 원인의 증거가 없으며

③ 이러한 증상이 과민성 장증후군 같은 장운동 이상이나 가슴앓이 같은 역류성 식도염과 관련이 없는 경우 정의

2) 치료

(1) 생활습관 및 식이조절

- 증상을 유발하거나 악화하는 음식이나 정서적 사건 및 환경적 요인 찾아서 피하도록 함
- 환자의 증상과 원인이 될 만한 인자들에 관한 일지 작성이 도움
- 흡연, 음주, 커피 등의 음료를 과하게 섭취하지 않도록 권유
- 향신료를 많이 넣은 음식이 증상을 악화시키는 증거는 없음

"어떤 음식을 먹고 증상이 나타나거나 악화된다면 그 음식을 피하라"

(2) 약물요법

- 생활습관이나 식이를 조절하여도 증상이 호전될 기미가 보이지 않으면 약물요법 시도
- 위약: 20～70% 효과적
  - 운동 기능 항진제
  - 제산제: 궤양형 소화 불량증의 경우는 경험적으로 도움이 됨
  - H_2 수용체 차단제
  - 프론톤 펌프 억제제
  - *H.pylori* 박멸제제
  - 삼환계 제제

(3) 정신과적 치료

4. 급, 만성 위염

1) 진단

- 위장내시경, 위장관 조영술
- *H.pylori* 검사
  - 침습적 방법: 내시경을 통한 조직검사
배양검사
요소분해 효소검사
  - 비침습적 방법: 요소호기검사법
혈청학적 검사법
요검사법
대변항원 검사법

2) 급, 만성 위염: 치료

- 원인인자를 교정
- 약물치료
  - 제산제
  - H_2 수용체 차단제
  - 프로톤 펌프 억제제
  - *H.pylori* 박멸제제

3) 급, 만성 위염: 치료(식단)

- 위액감소로 인해 소화력이 감소하므로 소량으로도 영양가가 높고 소화흡수가 좋은 식품의 선택과 조리상의 배려가 필요하다.
- 식사시간을 규칙적으로 지키고 매끼 식사량을 줄이고 횟수를 늘린다.
- 당질을 위주로 섬유질이 적은 식품을 이용한다.
- 지질은 위 내에서 정체시간이 길므로 제한한다.

• 육즙같이 위액분비를 촉진시키는 식품을 적극적으로 이용한다.
• 철분이 많은 식품(쇠간, 닭간, 쇠고기, 굴, 당밀, 녹색채소) 등을 충분히 섭취한다.
• 알코올과 커피는 위액분비를 촉진하지만 위염상태에서는 좋지 않다.

5. 소화성궤양

1) 발생기전

• 위궤양: 완전히 규명되지는 않았지만 방어와 공격요인의 불균형으로 인하여 발생한다. 아래의 방어요인과 공격요인의 불균형으로 위궤양이 생긴다.
• 대표적인 원인인자: *H.pylori*
• 공격요인: 위산, 펩신
• 방어요인: 위점막-3층
 - 상피 전층: 점액층
 - 상피 층
 - 상피 하층

프로스타 그란딘
위점막 방어/수복 체계에서 중추적인 역할 점액 분비, 피층 제건, 점막 혈류 유지, 산 분비 억제

• 위내시경 검사:
 - 조직검사, 위암에 의한 궤양을 직접 감별진단
 - *H.pylori* 감염 여부 확인
 - 궤양 출혈 시 내시경적 처치로 치료 가능
• 상부 위장관 조영술
 - 궤양의 크기나 모양, 발생장소를 정확하게 밝히기 어려움

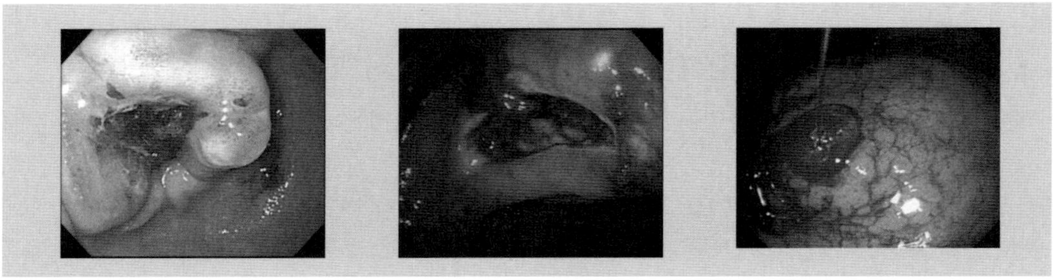

2) 치료

- 약물요법
  - 제산제
  - H_2 수용체 차단제
  - 항콜린제
  - 프로톤펌프억제제
  - *H.pylori* 제균제
  - 프로스타글란딘
  - 피폭제

6. 기능성 위장 장애(Rome Ⅲ 기준)

Functional Gastrointestinal Disorders

B. Functional gastrointestinal disorders

B1. Functional dyspepsia B1a. Postprandial distress syndrome B1b. Epigastric Pain syndrome

B2. Belching disorders
- B2a. Aerophagia
- B2b. Unspecified excessive belching

B3. Nausea and vomiting disorder
- B3a. Chronic idiopathic nausea
- B3b. Functional vomiting
- B3c. Cyclic vomiting

B4. Rumination syndrome in adults

기능성 소화 불량증의 진단기준(Rome Criteria)

지난 12개월 동안 연속적일 필요는 없지만 적어도 12주 이상 다음과 같은 사항이 있을 때

1. 지속적이거나 재발성의 소화 불량증(상복부 중심의 통증 혹은 불쾌감)
2. 내시경 등의 검사로 증상을 설명할 수 있는 기질적 질환이 없을 것
3. 소화 불량증이 전적으로 배변 후 완화되지 않거나, 대변의 빈도나 굳기의 변화와 관련이 없어야 한다(즉, 과민성 장 증후군이 아닐 것).

▸ ROME Ⅰ or Ⅱ: The presence of pain or discomfort centered in the upper abdomen, in the absence of organic disease that readily explained the symptoms:
상위 위장관에서 기원하리라 판단되는 여러 증상의 묶음

Dyspeptic symptoms according to the Rome Ⅲ consensus

Epigastric pain	Epigastric refers to the region between the umbilicus and lower end of the sternum, marked by the midclavicular lines. Pain refers to subjective, unpleasant sensation; some patients may feel that tissue damage is occurring. Epigastric pain may or may not have a burning quality. Other symptoms may be extremely bothersome without being interpreted by the patient as pain.
Postprandial fullness	An unpleasant sensation like the prolonged persistence of food in the stomach.
Early satiation	A feeling that the stomach is overfilled soon after starting to eat, out of proportion to the size of the meal being eaten, so that the meal cannot be finished. Previously, the sensation of appetite during food ingestion.
Epigastric burning	Epigastric refers to the region between the umbilicus and the lower end of the sternum, marked by the midclavicular lines. Burning refers to an unpleasant subjective sensation of heat.

1) 감별진단

Non-ulcer dyspepsia
Gastro-oesophageal reflux disease
Peptic ulcer disease
Medication related: NSAIDs, antibiotics, iron, potassium supplements, digoxin
Carbohydrate malabsorption(lactose, fructose, sorbitol)
Cholelithiasis or choledocholithiasis
Chronic pancreatitis
Systemic disorders(diabetes, thyroid, parathyriod, hypoadrenalism, CTD)
Intestinal parasites
Abdominal malignancy(especially pancreatic and gastric cancer)
Chronic mesenteric ischemia

Pathophysiology

- Delayed gastric emptying
- Impaired gastric accommodation
- Hypersensitivity to gastric distension
- Helicobacter pylori infection
- Duodenal hypersensitivity to lipid
- Impaired duodenal clearance
- Abnormal gastric electrical rhythm

Alarm feature

>55 years old, bleeding, anemia, early satiety

unexplained weight loss(>10%), jaundice

progressive dysphagia, odynophagia

persistent vomiting, mass

previous esophagogastric malignancy

previous documented ulcer, lymphadenopathy

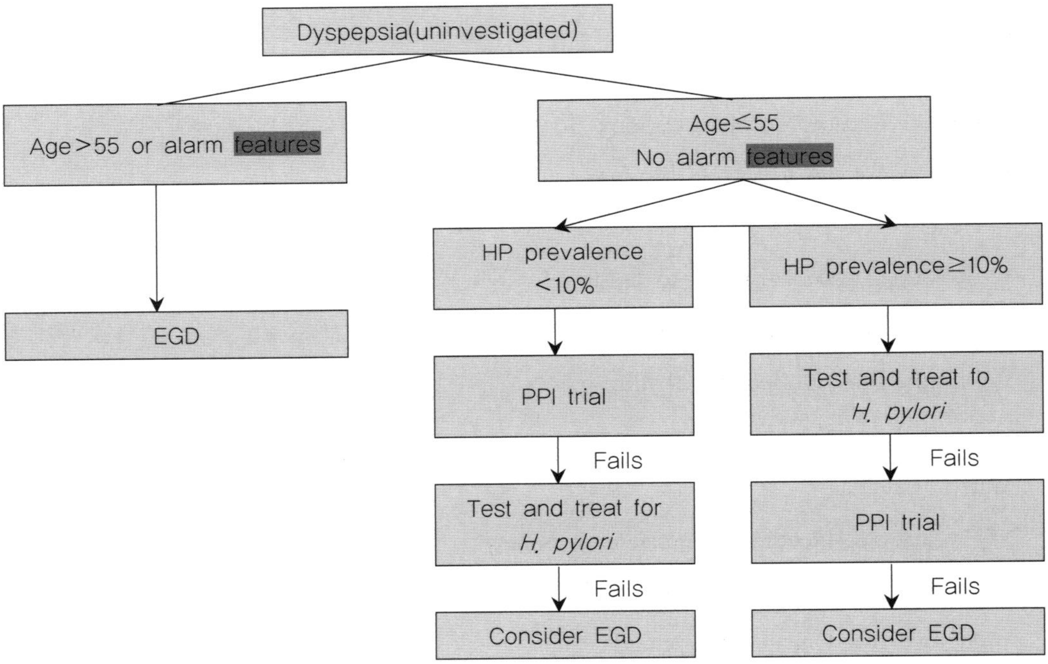
Dyspepsia(uninvestigated)
Age>55 or alarm features
EGD
Age≤55
No alarm features
HP prevalence <10%
HP prevalence≥10%
PPI trial
Fails
Test and treat for H. pylori
Fails
Consider EGD
Test and treat fo H. pylori
Fails
PPI trial
Fails
Consider EGD

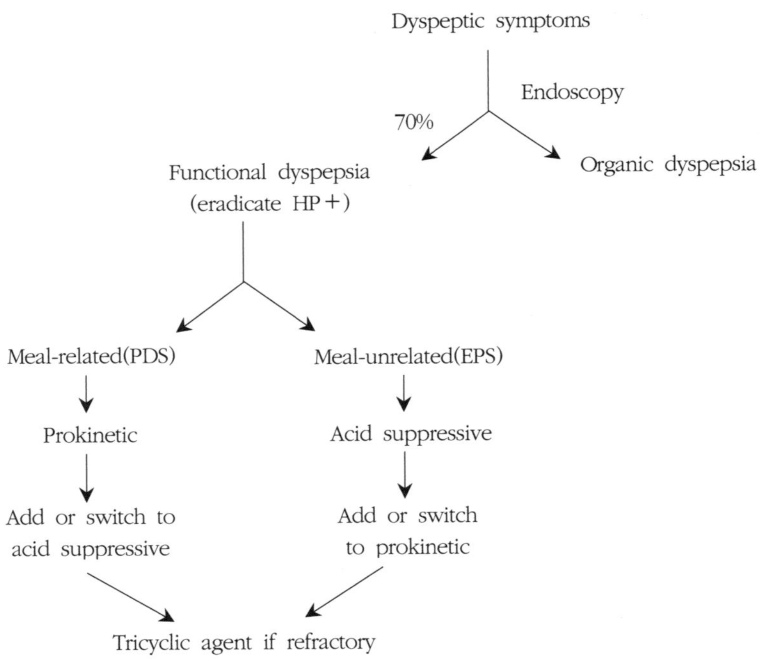
Dyspeptic symptoms
Endoscopy
70%
Functional dyspepsia (eradicate HP+)
Organic dyspepsia
Meal-related(PDS)
Meal-unrelated(EPS)
Prokinetic
Acid suppressive
Add or switch to acid suppressive
Add or switch to prokinetic
Tricyclic agent if refractory

2) treatment

Acid suppression therapy

Proton pump inhibitor

H_2 blocker

Simethicone

Herbal therapy

Motility agent - cisapride, domperidone, mosapride, erythromicin

H. pylori eradication

Antidepressant

SSRI

Amitriptyrine

Placebo

7. 위암(Gastric cancer)

1) 위 종양의 종류

(1) 악성 종양: 위에 발생하는 종양은 주로 악성

① 선암(adenocarcinoma): 85%

② 림프종(lymphoma): non-Hodgkin's lymphoma

③ 위장관 간질종양(gastrointestinal stromal tumor)

(2) 양성 종양

① 평활근종(leiomyoma)

② 유암종(carcinoid tumor)

③ 지방종(lipoma)

2) 위 선암(Gastric Adenocarcinoma)

- 전 세계적으로 위암의 발생은 지역에 따라 큰 차이가 있고 위암이 많은 지역에서 적은 지역으로 이민한 사람에서도 발생이 많으며 경제 수준이 낮은 계층에 많아 환경적 요인 특히 식이 요인이 작용함을 의미한다.
- 위 선암은 1980년대 중반까지는 제일 많은 암이었으며 최근에는 감소
- 미국에서 10만 명당 10명 이하의 발생빈도
- 한국, 일본, 중국, 칠레 등에 많이 발생한다.
- 원위부(distal)의 위암은 줄고 있으나 근위부(proximal)의 위암과 위식도접합부의 암은 증가하고 있음은 다른 병리 기전을 의미한다.

3) 위 선암의 원인

(1) 환경적 요인

a. *Helicobacter pylori* 감염

b. 식이 요인: 건조, 훈제, 소금에 절인 음식물

음식물의 질산염(nitrate)이 세균에 의하여 아질산염(nitrite)로 변하는데 만성 위축성 위염에서 achlorhydria가 생겨 세균 증식이 용이함

c. low socioeconomic status

d. cigarette somoking

(2) 유전적 요인

a. Familial gastric cacer, E-cadherin gene의 변형, 드물다.

b. Hereditary non-polyposis colorectal cancer type II 환자에서 위암이 발생하기도 함

c. Blood group A: 위암이 적은 지역에서도 발생 빈도가 높으며 위암 환자의 2세에서 3배 증가

(3) 전암 병변

a. 위축성 위염(atrophic gastritis)
b. 악성 빈혈(pernicious anemia)
c. 장상피화생(intestinal metaplasia)
d. 선종성 용종(adenomatous polyp): 2cm 이상
e. Post-gastrectomy stumps: 양성 궤양으로 수술 후 15~20년 후에 1.5~3배 위험 증가
f. gastric epithelial dysplasia
g. Menetrier's disease(hypertrophic gastropathy)

4) 조직학적 분류(Lauren classification)

(1) 장형(intestinal type)

- 세포 결합으로 선형, 관상 구조를 형성, 궤양형, 원위부, 최근에는 감소
- 전정부, 소만부에 잘 발생한다. 나이든 사람에서 많다.
- hematogenous spread, 미만형보다 예후가 좋다.

(2) 미만형(diffuse type)

- 위 전체를 침범, 위벽을 두껍게, 주름(fold)이 없어지고, 신정성이 감소
- 위 내강이 좁아진다(linitis plastica, leather bottle appearance).
- 위 전체에 발생, 젊은이에 많다. lymphatic metastasis, 예후가 나쁘다.

5) 육안적 분류: Bormann 분류

Borrmann I 융기형	
Borrmann II 궤양형	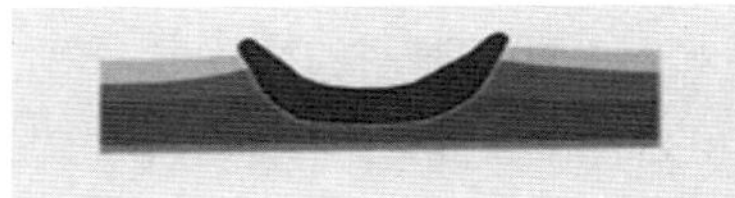
Borrmann III 궤양침윤형	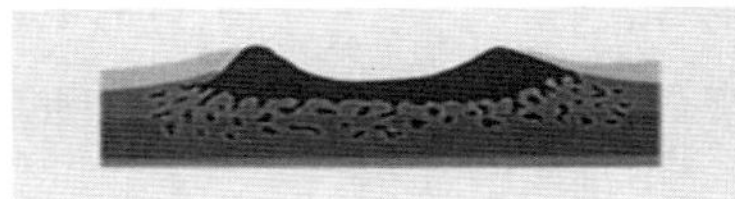
Borrmann IV 미만형	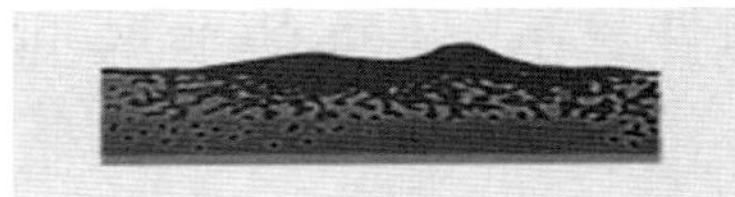

6) 조기 위암(Early gastric cancer)

(1) 정의

- 전이의 유무와 상관없이 위 점막 또는 점막하층까지만 국한된 위암
- 5년 생존율: 90% 이상

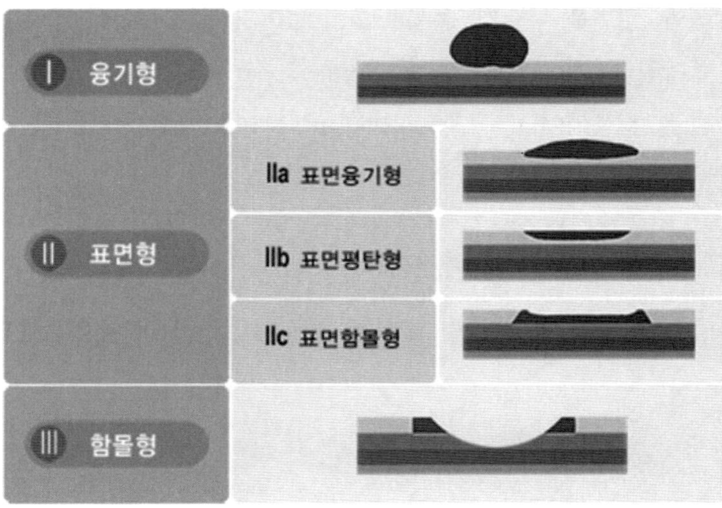

(2) 발생 기전

① *Helicobacter pylori* 감염

만성 위축성 위염이 되면 무산증을 일으켜 세균 증식이 되고 nitrate를 nitrite로 변환시켜 유전적 요인과 함께 abnormal cell proliferation을 초래하고 genetic mutation이 일어나면 위암으로 발병한다.

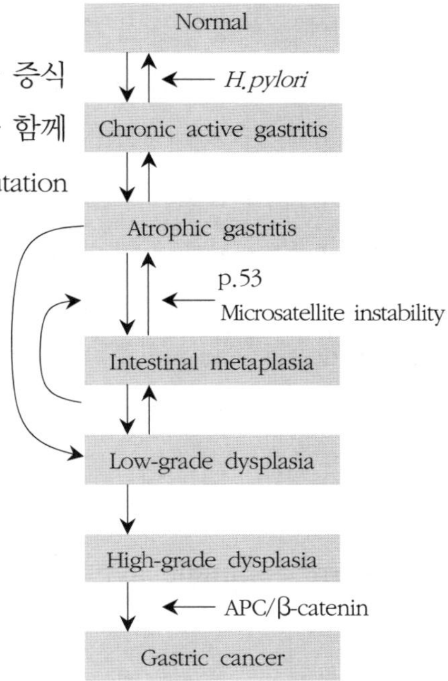

② 유전적 기전

oncogene activation,

tumor suppressor gene inactivation,

DNA microsatellite instability

(3) 임상소견

• 증상

a. bloating

b. dysphagia: proximal gastric cancer at GEJ or fundus

c. epigastric pain: 소화성 궤양의 통증과 유사하나 음식이나 제산제로 완화되지 않는다. 등쪽에 통증이 생길 때는 췌장으로의 침투를 의심

d. early satiety, vomiting: partial GOO, gastric dysmotility

• 징후

a. 출혈: 빈혈과 이에 따른 증상

b. 간 전이: 우상복부 통증, 황달

c. 폐 전이: 기침, 딸꾹질, 객혈

d. 복막 전이(peritoneal carcinomatosis): 복수

(4) 신체 검사 소견

a. 초기에는 이상이 없을 수 있다.
b. 말기: cachectic, epigastric mass
c. 간 전이: 간비대, 황달, 복수
d. portal or splenic vein invasion: splenomegaly
e. Virchow's node: Lt supraclavicular lymph node 전이
f. Sister Mary Joseph's node: periumbilical lymph node 전이
g. cul-de-sac: Blumer's shelf palpable on rectal or vaginal examination
h. 난소 전이: Krukenberg's tumor
i. 대변 잠혈 반응 양성

7) Paraneoplastic syndrome

(1) Trousseau's syndrome: recurrent migratory superficial thrombophlebitis(hypercoagulable state)
Acanthosis nigricans: raised, hyperpigmented skin lesion on flexor area
Neuromyopathy: sensory and motor pathway, CNS(altered mental status, ataxia)

(2) 검사실 소견

a. 빈혈: 철분 결핍성 빈혈, megaloblastic anemia(pernicious anemia), microangiopathic hemolytic anemia
b. 간기능 이상: 간 전이
c. hypalbuminemia, protein-losing enteropathy
d. carcinoembryonic antigen(CEA), CA 72.4

(3) 진단

- 상부 위장관 조영술
- 위 내시경 검사: 가장 정확한 진단법으로 조직검사, 세포검사를 시행

① 변연이 중도 절단(cutting)
② 융합(fusion)
③ 곤봉상 비대(clubbing)
④ 부정이나 벌레먹은 상
⑤ 불규칙한 요철이나 소결절
⑥ 불규칙한 발적이나 퇴색
⑦ 부분적인 재생상피의 재생
⑧ 백태가 비어져 나옴
⑨ 섬모양의 재생상피섬유

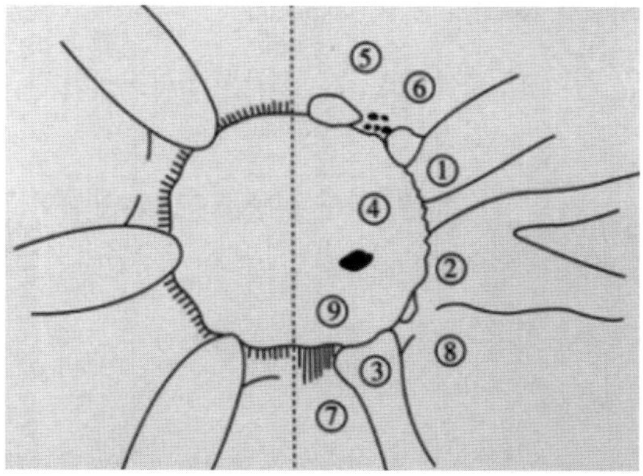

- 전산화 단층 촬영술: chest, abdomen
- 내시경적 초음파검사(endoscopic ultrasonography)

a. tumor extent
b. wall invasion
c. local lymph node involvement 확인
d. 임파절 조직검사 시행하여 전이를 확인 할 수도 있다.

- Bone scan: 일부 center에서 시행

(4) 암 전이 방법(metastasis)

① direct extension: 췌장, 대장, 간
② lymphatic metastasis
③ seeding: 복강(malignant ascites)
④ hematogenous spread: 간, 폐, 뇌

- TNM staging of gastric cancer
- Tumor

T1 mucosa or submucosa

T2 muscularis propria

T3 serosa without involving contiguous structures

T4 Tumor extending through the serosa and involving contiguous structures

- Node

N0 No L/N metastasis

N1 Regional L/N involvement within 3cm of the tumor along the greater or lesser curvature

N2 Regional L/N involvement more than 3cm from the primary tumor

N3 Involvement of other intra-abd L/N not removable at surgery

- Metastasis

M0 No distant metastasis

M1 Distant metastasis

(5) 치료

- 수술
  - 완치를 기대할 수 있는 유일한 치료법이나 25~30%만이 완전 절제 가능
  - distal stomach: subtotal gastrectomy with L/N resection
  - proximal stomach: total gastrectomy
- 화학요법
  - 증상 감소와 생존 연장을 위하여 쓰이며 partial response rate 35~50%
- 보존화학요법
  - 절제 후 재발과 미세 전이를 막기 위하여 쓰이나 생명 연장 효과는 없다.
- 방사선 요법
  - 효과가 적으며 통증, 폐쇄 등에 대한 보조 치료로 이용
- gene therapy, immune-based therapy: 연구중
- 협착이 있는 경우: endoscopic laser therapy, prosthesis placement
- 점막 층에 국한된 조기 위암: 내시경적 점막 절제술

8. 치료내시경

1) 위장관 출혈의 증상

- 토혈(Hematemesis)
  - 선혈(red blood)이나 'coffee ground'색 내용물의 구토, 혈변보다 심한 출혈을 의미
- 흑혈변(Melena)
  - 검은 짜장면처럼 점성이 높고 나쁜 냄새를 가지는 변, 변에 섞인 혈액의 산화로 형성됨
  - 상부 위장관 출혈이 원인이면 최소 200cc 이상의 출혈을 의미
- 선혈변(Hematochezia)
  - 선홍빛의 대변 배출, 하부 위장관 출혈이 원인이나 ligament of Treitz 상방의 상부 위장관 출혈인 경우는 500cc 이상의 대량 출혈을 의미함
- 잠혈성 위장관 출혈(Occult gastrointestinal bleeding)
  - 분명한 출혈원이 밝혀지지 않은 상태에서 대변 잠혈검사에서만 나타날 정도의 불명확한 출혈
- 원인불명의 위장관 출혈(Obscure gastrointestinal bleeding)
  - 상하부 내시경이나 방사선 검사에서 원인이 나타나지 않는 반복성의 급만성 출혈

Occut bleeding

guaiac-positive stool

Overt bleeding

hematemesis (gross blood or "coffee grounds" in the gastric as pirate), hematochezia, or melena

Clinically important bleeding

overt bleeding complicated by hemodynamic changes or by the need for transfusion, defined as the presence of hypotension, tachycardia, or orthosis or as a drop in hemoglobin of > 2g/dL

2) 소화성 궤양

- 내시경 지혈법: 재출혈이 예측되는 경우에 시행
- 약물 치료법: proton pump inhibitor(PPI)의 정맥 주사
- 기전: 위내 산도를 높이고 혈소판 안정 작용
- raising intragastric pH to > 4: pepsin inactive & inhibits fibrinolysis
- 지연성 재출혈의 연관인자: 위산, *H. pylori*, 비스테로이드성 항염약물(NSAID)
- 재출혈의 예방
  - *H. pylori* 제균치료: 재출혈을 5% 아래로 낮춤
  - NSAID 관련 출혈의 경우
- 약 복용을 중지하는 게 원칙
- 약을 중지하지 못하는 경우: PPI 병용 또는 misoprostol
- 선택적 COX-2억제제 성분 NSAID 사용

3) Mallory-Weiss 증후군

- 음주 관련 구토나 헛구역 후에 위식도 연접부의 점막 열상으로 발생
- 80~90%는 자연 지혈되나 0~5%는 재출혈 됨

4) 정맥류성 출혈(Variceal bleeding)

- 간경변에 의하여 간 내로 들어가는 주변 정맥인 식도와 위 정맥이 확장된 상태에서 혈관이 rupture되면서 발생

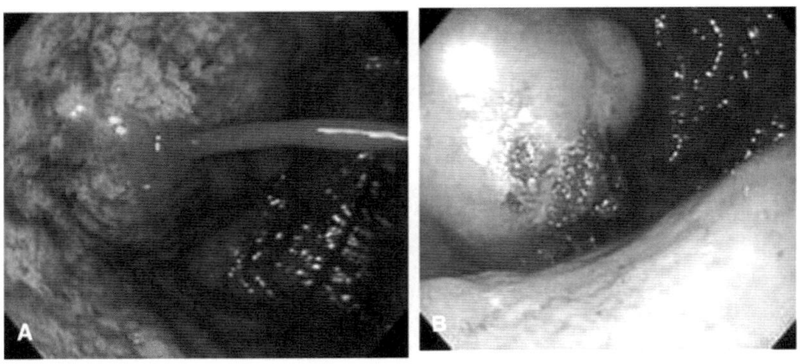

5) 내시경 지혈법

- 내시경적 정맥류 결찰법(endoscopic variceal ligation, EVL): 1차 치료법. 치료방법이 간단하고 재출혈, 사망률을 낮추며, 합병증이 적어 선호됨
- 내시경적 정맥내약물주입법(endoscopic sclerotherapy): ethanolamine oleate
- 중재적 치료: Transjugular intrahepatic portosystemic shunt (TIPS)
  - 중증의 간경변이나 간이식이 예정된 환자에서 시행
  - 단점: 간성 혼수나 Shunt의 재협착(1~2년 내)
- 수술적 치료: 간경변이 심하지 않아 수술이 가능한 환자
  - 내시경 치료
  - Thermal coagulation
  - Injection therapy

    Saline or diluted epinephrine
  - Mechanical compression

    Hemostatic clips and use of rubber band ligation

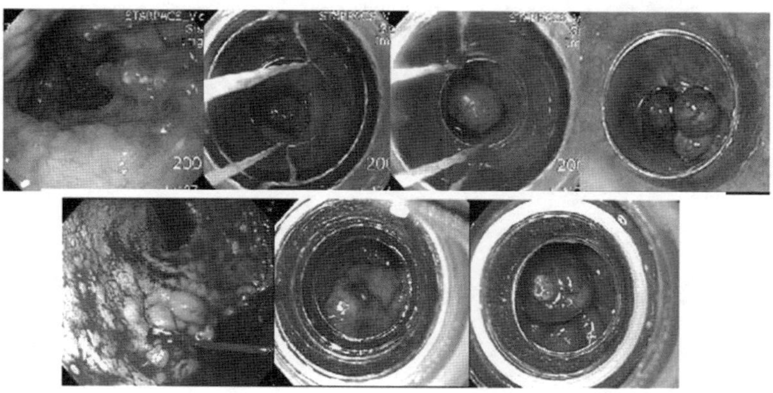

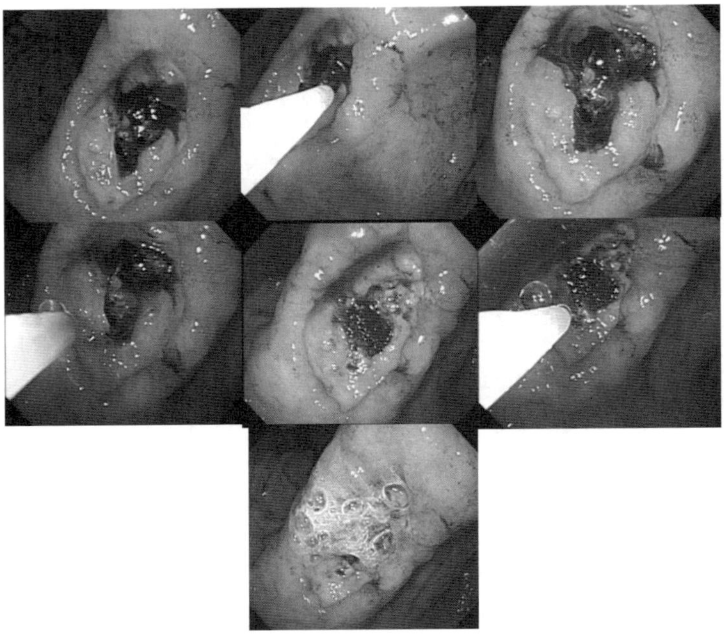

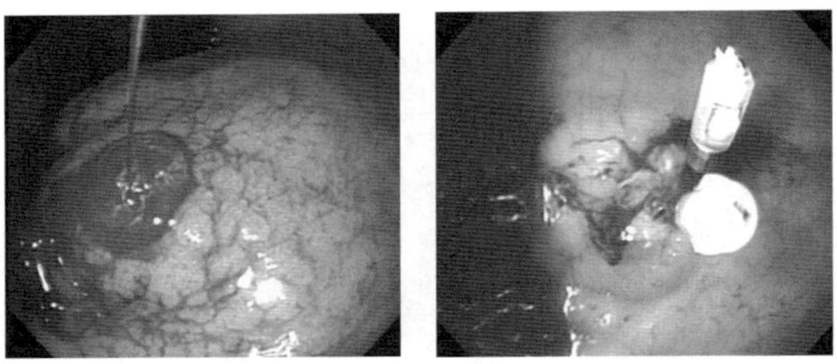

제7장

Approach to the Patient with Renal Problems

신장질환의 주요 증상

1. 요량의 변화
2. 요성분의 변화
3. 배뇨이상 증상
4. 혈뇨
5. 단백뇨

제7장 Approach to the Patient with Renal Problems

1. 요량의 변화

핍뇨와 무뇨는 즉각적인 진단과 치료를 요하는 위중한 상황으로 각 임상적 상황은 서로 다를 수 있어 감별이 필요하다.

1) 핍뇨(Oliguria)

- Urine output < 400 ~ 500ml/day
  - a. prerenal
  - b. renal or intrinsic
  - c. postrenal

2) 무뇨(Anuria)

요량이 전혀 없는 것으로 정의되지만 통상 urine output＜50～100ml/day로 정의 한다.

Cause

a. comlete renal artery obstruction

b. comlete renal vein obstruction

c. bilateral ureter obstruction

d. renal cortical necrosis

e. RPGN

3) 다뇨(Polyuria)

요량이 3.0L/day 이상인 경우로 수분이뇨와 용질이뇨로 구분할 수 있다.

a. Water diuresis

hypoosmolar urine(Uosm＜250mosmol/kg)

* Diabetes insipidus

Impaired ADH secretion or responsiveness

* Primary polydypsia

hypoosmolar urine(Uosm＜250mosmol/kg)

b. Solute diuresis

신장에 도달하는 용질의 양 및 요중 용질 배설이 증가

Iso or hyperosmolar urine(Uosm＞300＞mosmol/kg)

* salt, glucose, urea

Response to changes in serum osmolality

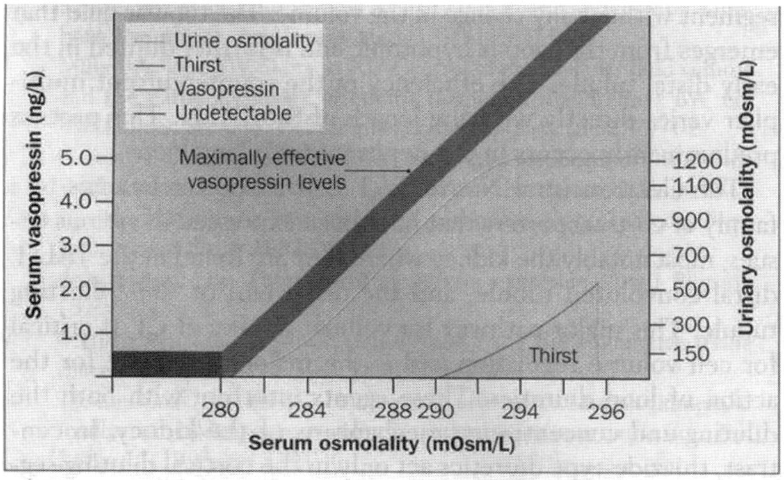

Mechanisms maintaining plasma osmolality. The response of thirst, vasopressin levels and and urinary osmolality to changes in serum osmolality. (With permission from Narins and Krishna[2].)

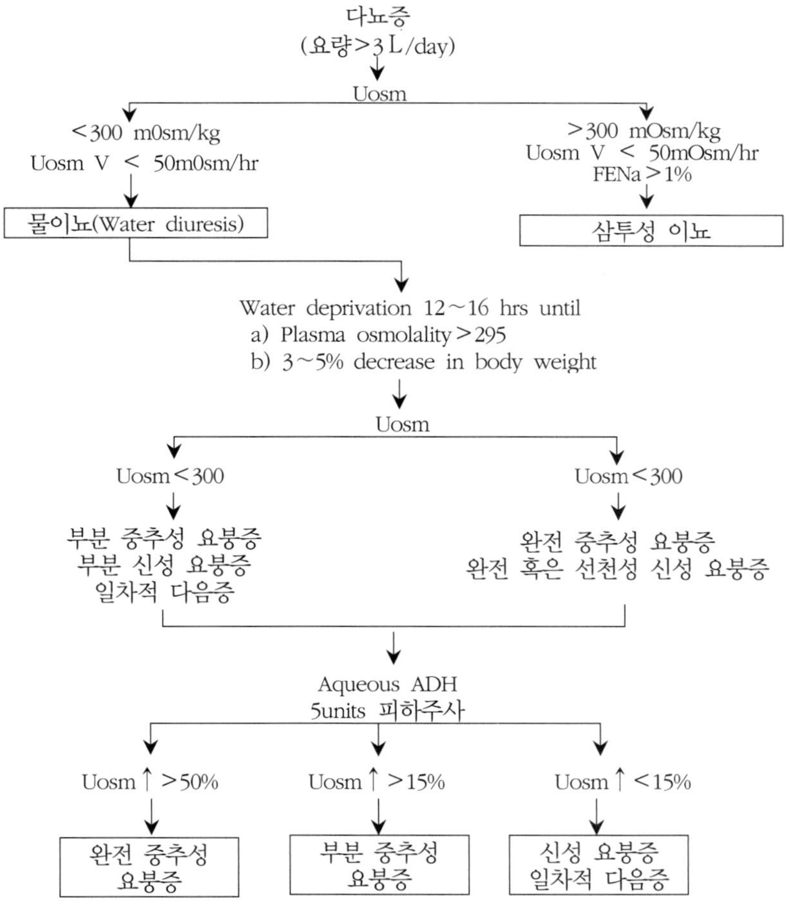

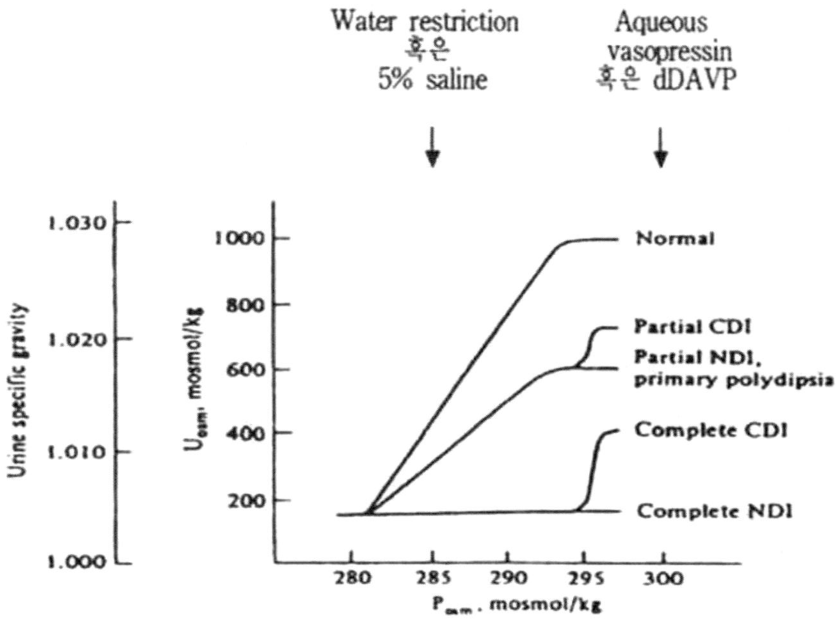

2. 요성분의 변화

요의 색은 정상적으로 밝은 황색

- Red: hematuria, hemoglobinuria, myoglobinuria, drug
- Yellow or brown: bilirubinuria
- Turbid: phosphaturia, urate, pyuria
- Foamy: proteinuria

3. 배뇨이상 증상

- Dysuria: irritation of urethra or bladder
- Frequenturia: contracted bladder, BPH Diabetic neuropathy

- Nocturia: old age, polyuria, early phase of renal disease, CHF, Nephrotic syndrome, Liver cirrhosis
- Urgency: bladder irritation or bladder infection
- Hesistency, dribbling: partial obstruction below urinary bladder

4. 혈뇨

증례

53세 여자로 5년전 건강검진에서 혈뇨가 있다는 이야기를 들었으나 특별한 증상은 없어서 더 이상 진료를 받지 않았음. 그 후 3회 정도 소변검사상 혈뇨가 있다는 말을 들었고 최근 소변이 자주 마렵고 소변색이 좀 붉은 느낌이 들어 정밀검사를 위해 내원함.

소변 검사에서는 RBC 10-20/HPF, WBC 0-2/HPF, protein (-) 혈액검사에서는 특이소견이 없었으며 BUN/Cr 13/0.7 mg/dL, 복부 초음파 검사에서는 특이 소견 없음. 혈압은 130/80mmHg이었고 진찰 소견은 특별한 것이 없었음.

앞으로의 확진을 위하여 어떠한 검사들을 시행하면 좋을 것인가?

Definition

Gross hematuria: presence of red or brown urine

Blood > 1mL/L: urine discoloration

Initial step → Urine centrifugation

Microscopic hematuria

More than 2-3 RBCs/HPF

Dipstick test: detect 1-2 RBCs/HPF

more false positive test

unusual false negative

Hematuria

Hematuria itself is not dangerous unless extraglomerular bleeding that causes obstruct the ureter. However, the finding of hematuria is important, since it may be a symptom of an underlying serious condition.

231 men over age 50 for 3 month → 23(10%)

5 were cancer,

5 were underlying medical disorders requiring immediate treatment

혈뇨의 정의

정의: 적혈구가 고배율 시야 당 3개 이상

여성의 경우 소변 채취의 어려움으로 고배율 시야 당 5개 이상을 기준으로 판단하는 경우도 있음

45세 이상은 위험군이므로 고배율 시야 당 1개의 적혈구가 보이더라도 이전의 소변검사에서 혈뇨가 없었다면 비정상으로 생각하고 원인을 추적

빈도: 성인의 약 1~13%에서 관찰

혈뇨

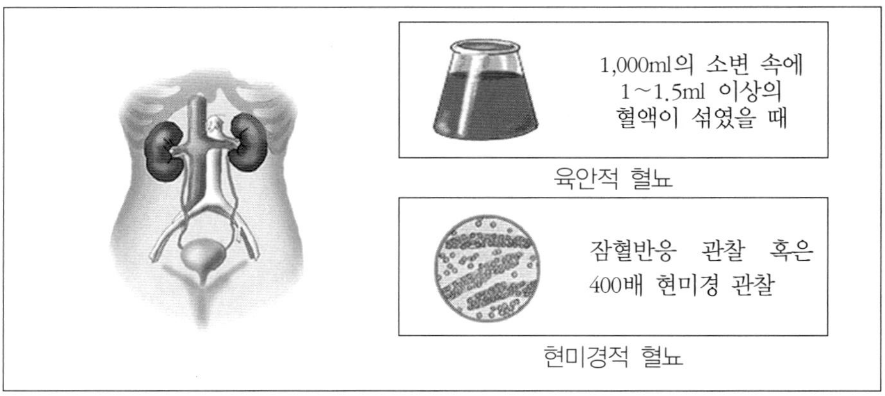

Appearance of Urine in AIP*

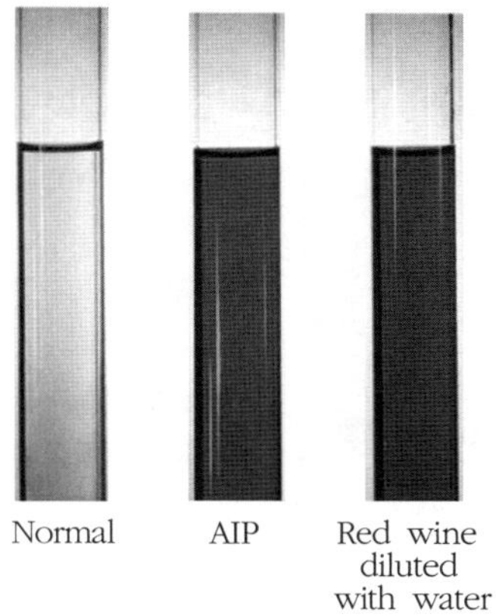

Urine in acute intermittent porphyria Photograph of urine from a normal subject(left) and a subject with acute intermittent porphyria(middle). The colors are compared with a dilute aqueous solution of red wine(right). Provided by Shigeru Sassa, MD, PhD.

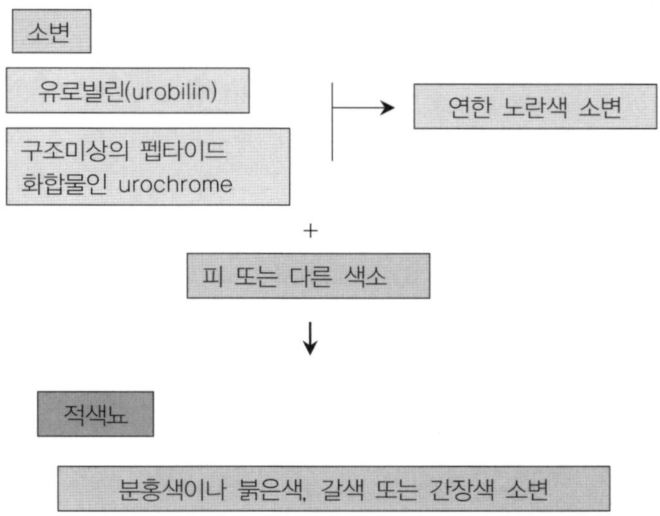

Urinalysis

채취시기

First voided morning urine

- high osmolarity, low pH: good cellular preservation

채취방법

세균에 노출되지 않도록 중간뇨를 채취

가급적 도관삽입은 피함

보관방법

실온에서 2시간 내에 검사를 시행

냉장 보관시 인산, 요산의 침착으로 결과 부정확

Urinalysis

Dipstick test

sensitivity 100%, specificity 62%

false-positive: povidone-iodine, proteinuria

Microscopic exam

centrifuge(2500rpm, 5min) – microscopy

high specificity, high false-negative

정량검사법

검사결과

검사항목	2006-07-04 10:54	2006-07-12 10:58
1. Color(Urine)	yellow	
2. Specific gravity(Urine)	1.015	
3. pH(Urine)	6.5	
4. Protein(Urine)	–	
5. Glucose(Urine)	–	
6. Ketone body(Urine)	–	
7. Bilirubin(Urine)	–	
8. Blood(Urine)	–	
9. Urobilinogen(Urine)	–	
Nitrite(Urine)	–	
WBC stick test(Urine)	–	
RBC(Urine)	0–2	
WBC(Urine)	0–2	
Epithelial cells(Urine)	0–2	
Dysmorphic RBC		10

Approach to the Patient with Red or Brown Urine

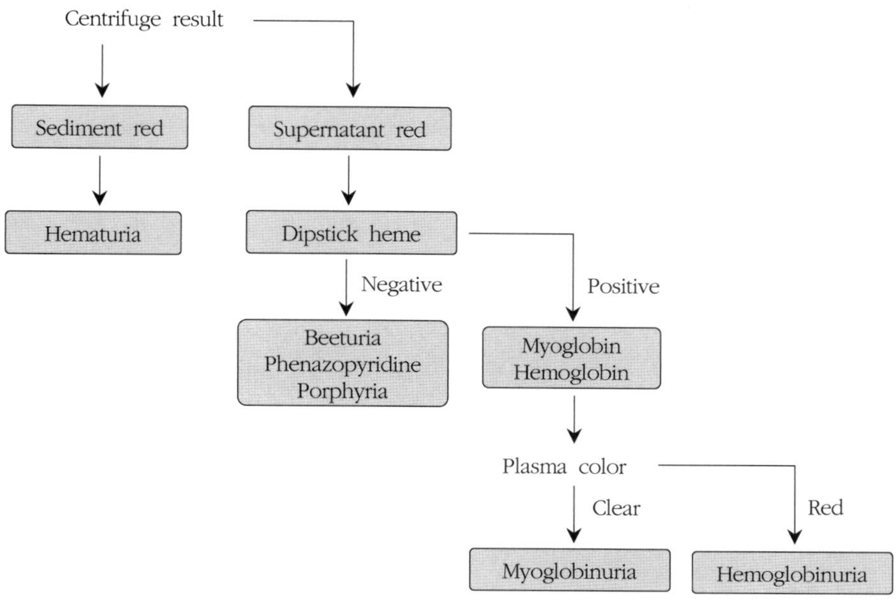

Causes of Heme-Negative Red Urine

Medications
- Doxorubicin
- Chloroquine
- Deferoxamine
- Ibuprofen
- Iron sorbitol
- Nitrofurantoin
- Phenazopyridine
- Phenolphthalein
- Rifampin

Food dyes
- Beets(in selected patients)
- Blackberries
- Food coloring

Metabolities
- Bile pigments
- Homogentisic acid
- Melanin
- Methemoglobin
- Porphyrin
- Tyrosinosis
- Urates

혈뇨 환자의 진단

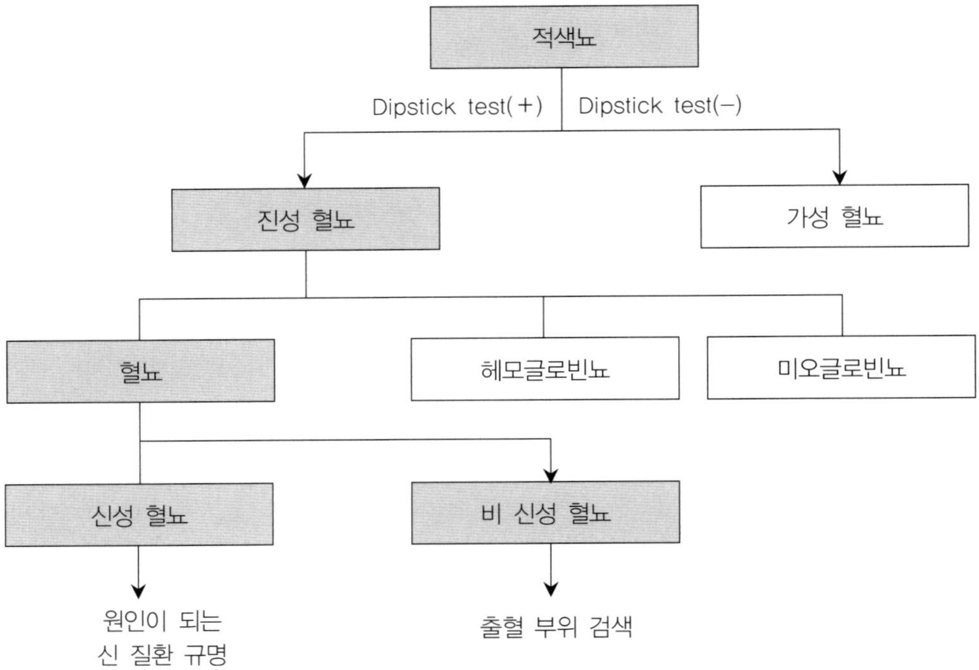

Hemoglobinuria/ Myoglobinuria

Test	Hematuria	Hemoglobinuria	Myoglobinria
Occult blood (Dipstick test)	+	+	+
원심분리후 소변	Normal	Red	Red
원심분리후 혈청	Clear	Red	Orange to clear
Microscopic exam	RBC	Negative	Negative
기타		Haptoglobin U-hemosiderin	CPK, LDH, Cr, Bone scan

Hemoglobinuria

용혈에 의해 형성된 free hemoglobin은 신장을 통해 여과되어 proximal tubule에서 재흡수됨.

심한용혈의 경우 소변으로 free hemoglobin 유출

- Dipstick test 양성

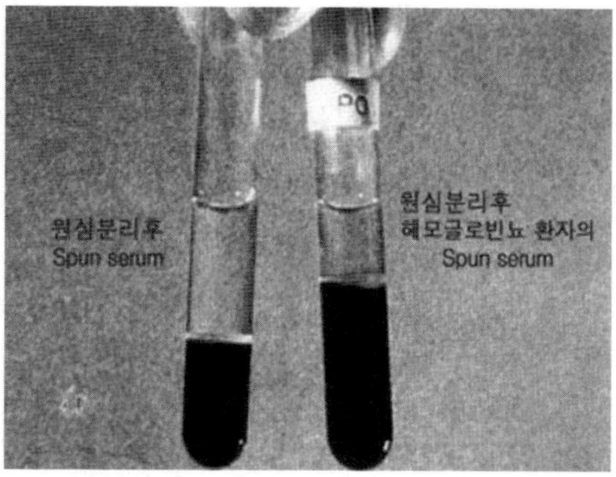

혈뇨의 분류

발생유형	지속적 혈뇨, 간헐적 혈뇨
증상유무	증상성 혈뇨, 무증상 혈뇨
혈뇨정도	육안적 혈뇨, 현미경적 혈뇨
발생부위	방광, 하부 요로감염, 상부 요로계
원인	사구체신염, 간질성신염, 혈관계질환, 낭종성신질환, 신결석, 응고장애, 요로감염, 외상, 종양

Causes of Microscopic Hematuria

Glomerular origin

IgAN, thin basement membrane disease,

Alport's synrome

Nonglomerular origin

Urologic cancer

Nephrolithiasis

Cystic disease

Papillary necrosis

Metabolic defects (hypercalciuria, hyperuricosuria)

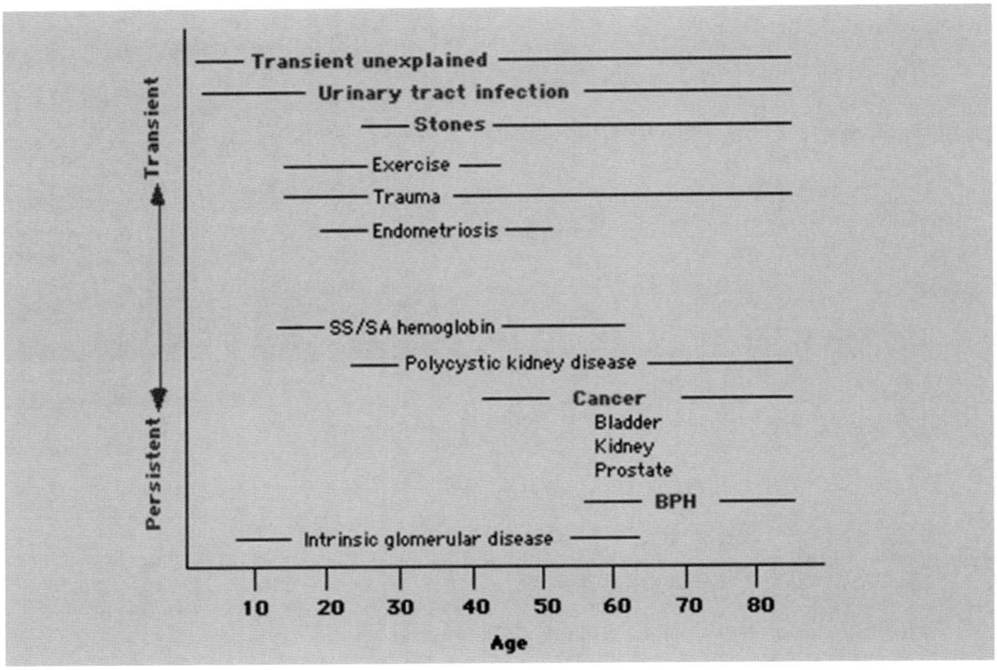

Major causes of hematuria by age and duration Schematic representation of the major causes of hematuria in relation to the age at which they usually occur(horizontal axis), transience or persistence (vertical axis), and frequency(blue implies more frequent). BPH=benign prostatic hyperplasia.

Evaluation of Microscopic Hematuria

History

- Pyuria, Dysuria
- Recent URI
- Family history of renal disease
- Unilateral flank pain
- Prostate obstruction
- Exercise, Trauma
- Bleeding disorder
- Cyclic hematuria

혈뇨환자 진단의 일반적인 순서

요로감염이 있는가?

혈액응고장애가 있는가?

신성혈뇨인가?

상부요로질환이 있는가?

하부요로질환이 있는가?

혈관계질환이 있는가?

	Low urinary tract
병력	월경력, 도관삽입 병력, 배뇨곤란, 빈뇨, 급뇨, 주저뇨 등의 배뇨 증상, weak stream, dribbling 의 유무, cyclophosphamide
진찰	질외상, anal fissure, Prostate exam, Cystoscopy

Clinical Categories of Hematuria

Distinguishing Extraglomerular from Glomerular Hematuria		
	Extraglomerular	Glomerular
Color (if macroscopic)	Red or pink	Red, smoky brown, or "coca cola"
Clots	May be present	Absent
Proteinuria	$<$500mg/day	May be $>$ 500mg/day
RBC morphology	Normal	Dysmorphic
RBC casts	Absent	May be present

Glomerular Hematuria

Proteinuria

단백뇨 자체가 혈뇨에 의해 생길 수 있음

육안적 혈뇨: -500mg/day

현미경적 혈뇨: -200mg/day

Dysmorphic RBC

RBC cast

Renal insufficiency

Normal RBC

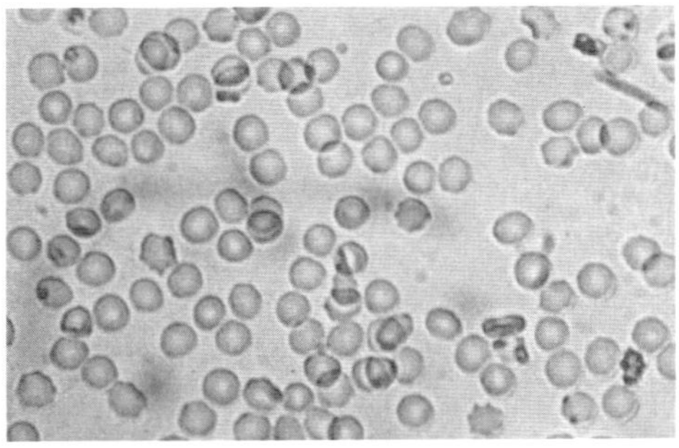

Dysmorphic RBC

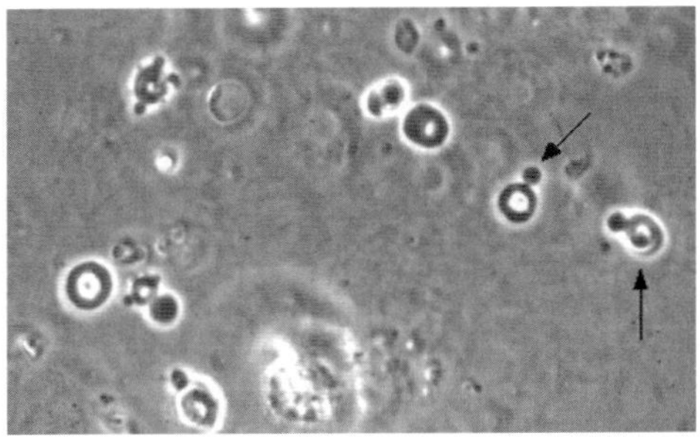

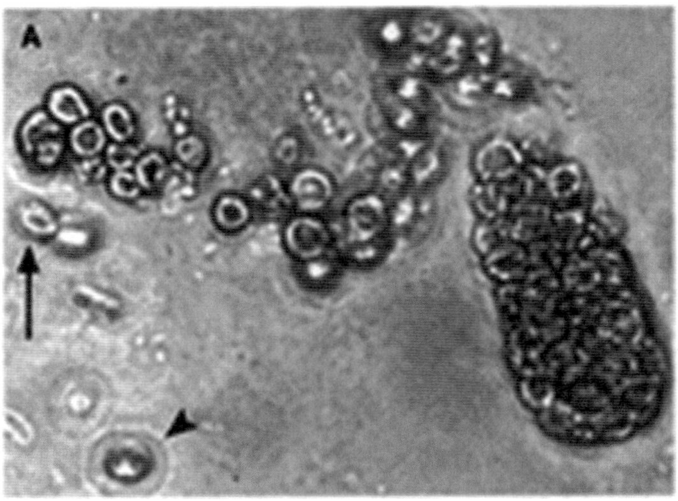

Red cell cast Urine sediment showing free red cells and a red cell cast that is tightly packed with red cells. It is more common for red cell casts to have fewer red cells trapped within a hyaline or granular cast. Red cell casts are virtually diagnotic of glomerulonephritis or vasculitis. Courtesy of Harvard Medical School.

Glomerular hematuria

UTI를 제외하면 약 80%는 신성 혈뇨임

History

  edema, HTN, pharyngitis, fever, joint pain, rash

  family history of HTN, renal disease, hearing loss

Lab

  proteinuria, dysmorphic RBC

  ASO, complement, IgA, FANA

P/Ex

  pitting edema, HTN, purpura, vasculitis, rash

Further study

  renal biopsy

Isolated Microscopic Hematuria

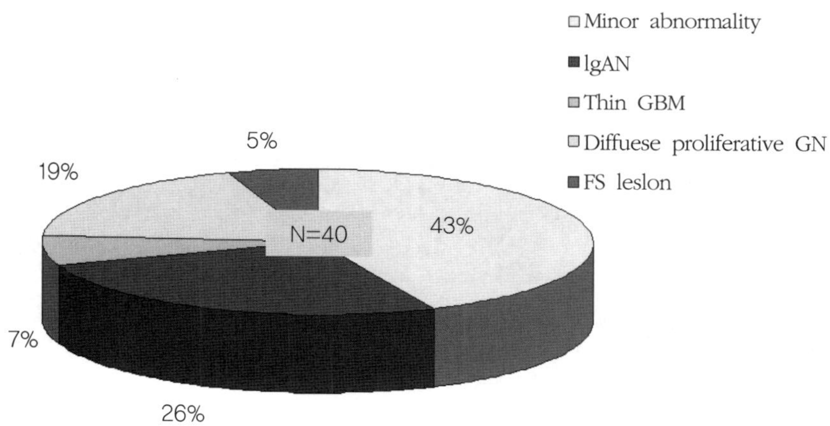

Tanaka: Am J Nephol 16(5): 412-416, 1996

Upper Urinary Tract

Upper urinary tract should be imaged

(stone, cystic disease, obstructive lesion)

Optimal radiologic test is uncertain

IVP

- reasonable first choice in young men

Ultrasonography

- solid tumor (> 3cm)

CT scan

- small solid tumor, stone

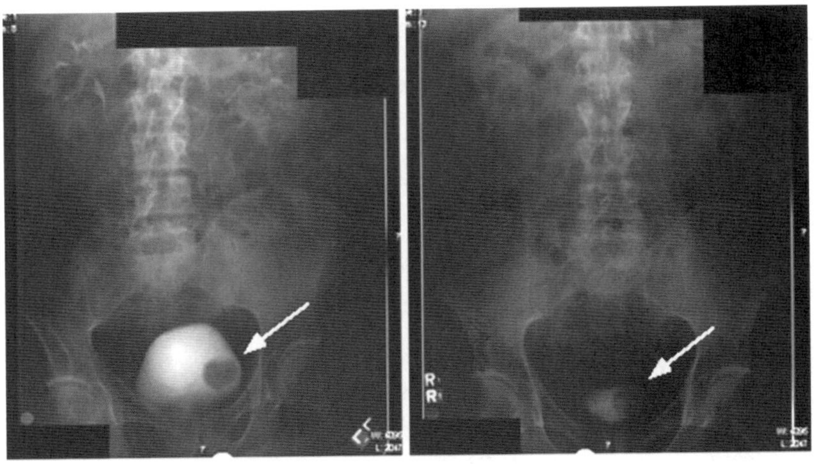

Characteristics of bladder cancer on IVP Intravenous pyelogram (IVP) study, which demonstrates a bladder tumor (arrows) on the cystogram (panelA) and postvoid phases (panel B). Courtesy of Machele Donat, MD.

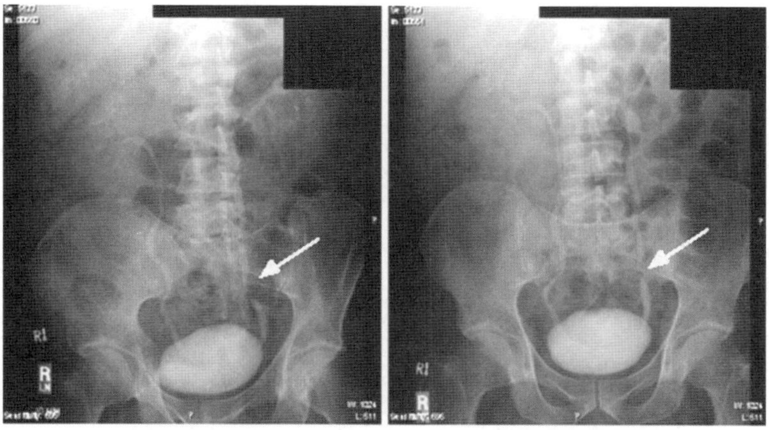

IVP findings with ureteral tumor Intravenous pyelogram(IVP) demonstrating a distal left ureteral tomor, causing stenosis(arrows) and mild ureteral obstruction. Courtesy of Machele Donat, MD.

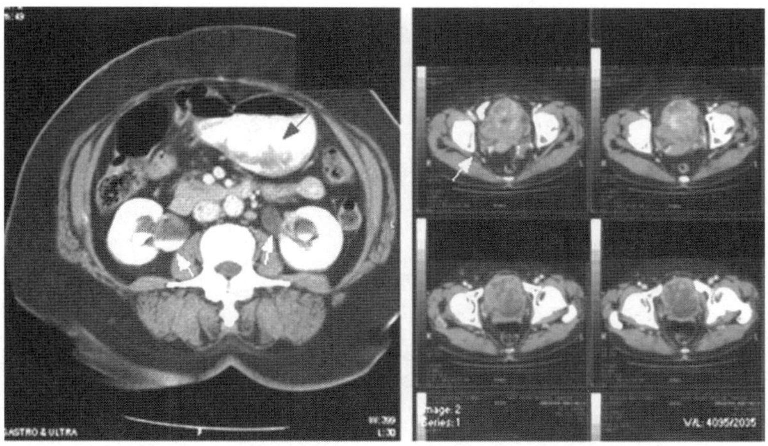

Locally advanced bladder cancer CT scan images of the pelvis demonstrating a locally advanced bladder tumor(red arrow, left panel) extending extravesically (right pannels, white arrows), and obstructing both ureters(white arrows, left panel). Courtesy of Machele Donat, MD.

Lower Urinary Tract

1340 men older than 50 years

- 9 bladder cancer, 1 RCC, 6 prostate cancer

Messing: J Urol 148:289-292, 1992

100 men younger than 40 years

- no bladder cancer

Jones: Br J Urol 62:541-545, 1988

Cystoscopy is recommended in patients at risk for bladder cancer

Risk Factors for Bladder Cancer

Men over the age of 40 years

Prolonged heavy phenacetin use

Heavy smoking

Occupational exposure to chemicals or dyes (benzenes or aromatic amines)

Long-term administration of cyclophosphamide

Analgesic abuse

Gross hematuria

History of pelvic irradiation

American Urological Association,

Guidelines for evaluation of microscopic hematuria in adults, 2001

Urine Cytology

Less sensitive than cystoscopy in the detection of bladder cancer

(sensitivity 66～79%, specificity 95～100%)

Cystocopy: sensitivity 87%

First voiding in the morning on 3 consecutive days

Urinary molecular marker are currently being evaluated but not yet been validated

Unexplained Hematuria

Glomerular disease

- 50% of idiopathic hematuria

Hypercalciuria/ hyperuricosuria

- children with idiopathic hematuria
- positive family history of stone
- thiazide, allopurinol

AV malformation

Nutcracker syndrome

Loin pain hematuria syndrome

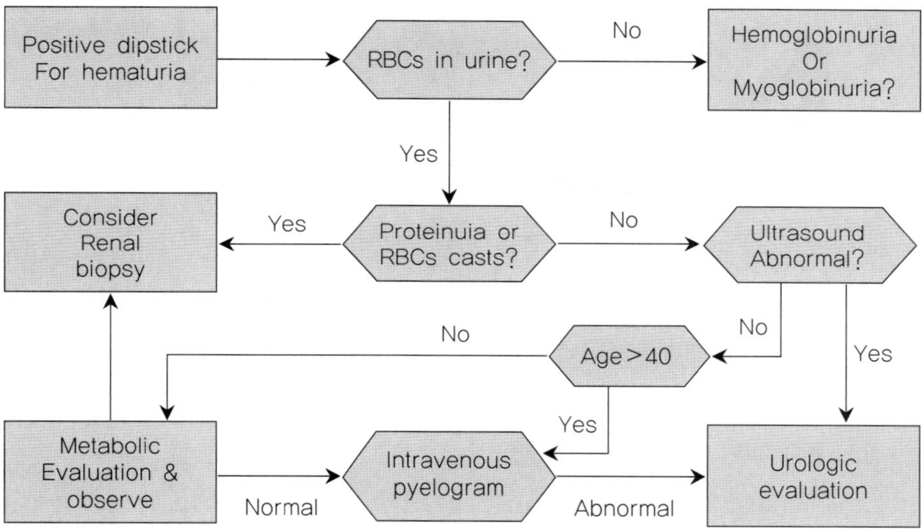

Nutcracker syndrome

Etiology

left renal vein이 aorta와 SMA 사이에서 압박

- 정맥압이 증가
- 말초 정맥에서 collecting system내로 파열
- 혈뇨 발생

Sx: 심한 운동 같이 정맥 혈류가 증가하는 경우 악화되는 일측성 반복성 혈뇨

Dx: cystoscopy, venography

Tx: bed rest, tranxenemic acid, surgery

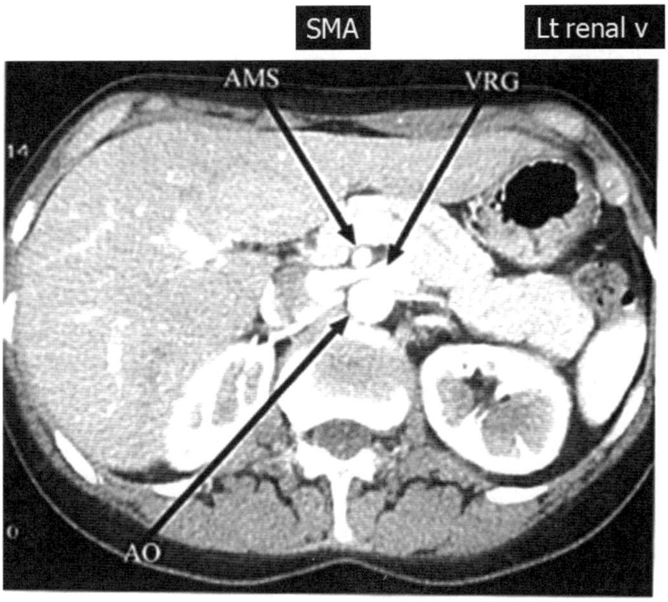

Loin pain hematuria syndrome

Loin or flank pain

Glomerular origin hematuria

Young female, oral contraceptive

Biopsy: thin basement membrane disease

bleeding and obstruction of renal tubule

Optimal treatment is unclear

Pain relief

Recommandations

Urinalysis should be repeated a few days later.

Exercise, menstruation, trauma, sexual activity

Glomerular isolated hematuria

- at 6 months and then annually check proteinuria, Cr

Non-glomerular hematuria

- CT scan (or ultrasonography)
- Urine cytology on 3 consecutive days (> 40 years)

- Cystoscopy: positive urine cytology risk factor for bladder cancer
  (> 50 years, gross hematuria)

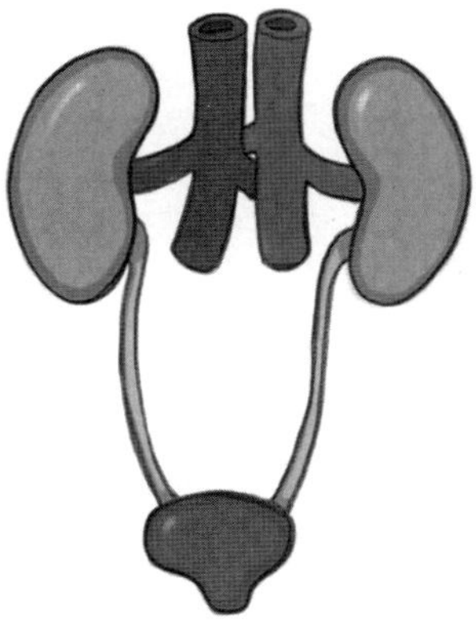

Kidney(Renal disease)
UTI
- Pyelonephritis
- Urethritis
- Cystitis

Urolithiasis
Tumorous condition
Congenital and familial
Vascular
Prostate
Gynecological

5. 단백뇨

증례

17세 남자가 학교에서 실시한 요검사상 단백뇨가 있어 내원하였다. 외래 요검사에서 protein (++) RBC 3-4, WBC 1-2/HPF를 보였다. 특별한 증상이나 병력은 없었다.

BUN/Cr 18.2/0.9mg/dL, 24시간 단백뇨 460mg, ASO titer 100IU/mL, IgA가 230mg/dL, 혈중 보체 C_3, C_4도 정상 범위였다. FANA, ANCA, HBsAg, HCV Ab도 음성이었다.

사구체질환을 의심하여 시행한 신조직검사에서는 mild mesangiopathy 이외에는 특별한 이상이 발견되지 않았다.

신조직검사 전에 어떠한 검사들을 실시하여야 했겠는가?

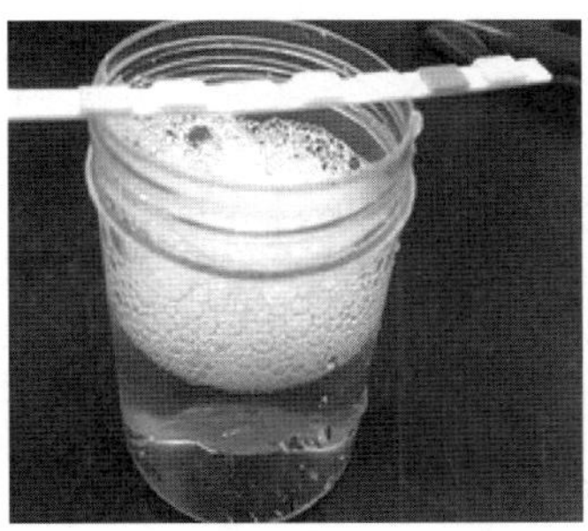

단백뇨

정상성인: 150mg/day 이하

혈장단백, 요로상피 단백으로 구성

Tamm-Horsfall protein이 가장 많다.

정성검사	정량검사
* Dip stick test(albustix) 요농축 정도에 따라 차이 포도당, 알부민에 주로 예민	* 24h urine protein 소변 크레아티닌 정량과 함께 시행(냉장 보관)
* SSA(sulfosalicylic acid) 알부민 및 모든 단백질에 예민	* Spot urine protein/cr

Urine protein quantitation

1. 24 hr urine protein

   Cr 배설은 근육 mass에 비례하여 일정

   요 Cr을 측정하여 제대로 소변을 모았는지 판단

   남자: 체중 1kg 당 16~26mg

   여자: 체중 1kg 당 12~24mg

   노인: 체중 1kg 당 8~15mg

2. Spot urine protein/Cr ratio

   체표면적당 단백 배설량(g/1.73m2)과 상관관계가 좋아 외래에서 편리하게 이용 가능

   ex) urine protein/Cr = 1 : 10

   ⇒ 24hr urine protein 0.1g/day

Microalbuminuria

정상적인 알부민뇨 이상으로 많이 배설되지만 Dipstick method로 측정되지 않는 경우

Definition: 20-200μL/min or 30-300mg/day

Type I DM에서 신병증 발생의 가장 민감한 예측 지표

Type II DM이나 고혈압 환자에서 cardiovascular risk factor로 중요한 의미가 있다.

UAE as an early and powerful predictor of systemic AVD

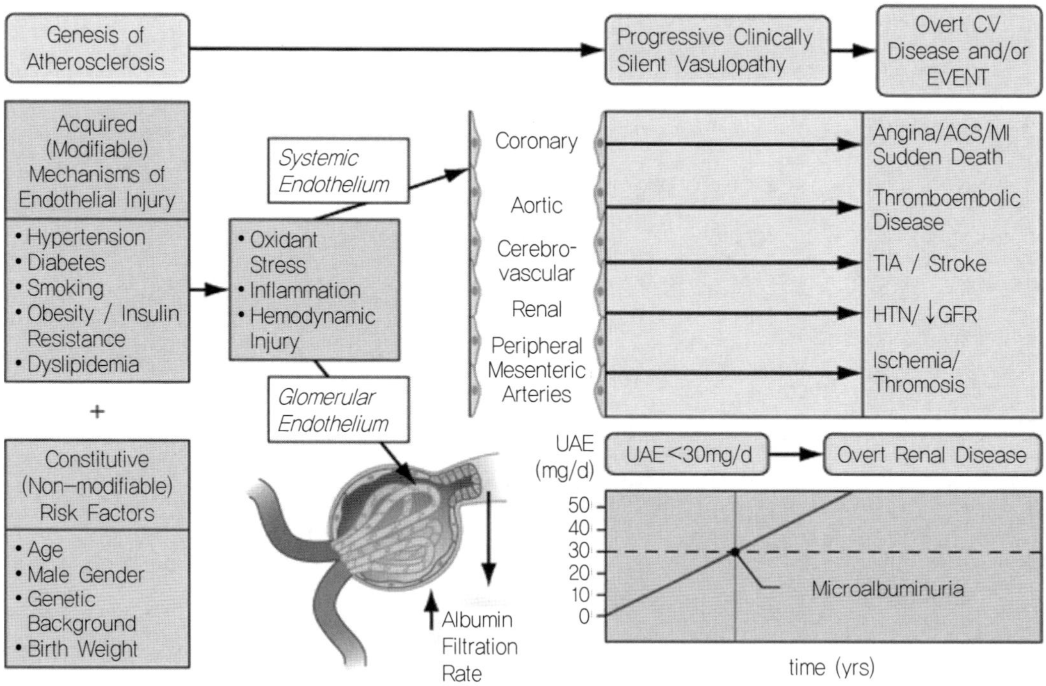

Source: Fauci AS, Kasper DL, Braunwald E, Hauser SL, Longo DL, Jameson JL, Loscalzo J, *Harrison's Principles of Internal Medicine*, 17th Edition(http://www.accessmedicine.com)

Copyright ⓒ The McGraw-Hill Companies, Inc, All right reserved.

정상성인: 150mg/day 이하

albumin 40%, 면역 단백 15%,

tubular Tamm-Horsfall protein 40%로 구성

a. dipstick method: mainly albumin

1+: 30mg/dL

2+: 100mg/dL

3+: 300mg/dL

4+ >1,000mg/dL

b. sulfosalicilic acid and trichloracetic acid method

: spot urine and 24 hr urine quantitation

: detect albumin and other tubular protein

단백뇨의 접근

a. 일시적인가?

hemodynamic or functional proteinuria

정상성인의 4~7%

fever, exercise, orthostatic proteinuria

Usually less than 2g/day

b. 어느 정도의 단백뇨인가?(정량분석)

Dipstick method repeatitive

24 hr urine study

Spot urine pr/cr

c. 어떤 종류의 단백뇨가 나오는가?(정성분석)

소변의 전기영동검사로 확인

* multiple myeloma

d. 따른 전신질환이 동반되어 있나?

사구체의 일차적인 질환 이외의 단백뇨를 일으킬 수 있는 질환을 고려

e. 신장조직검사

Benign isolated proteinuria

1) Idiopathic transient proteinuria

젊은 성인이 dipstick protein test에 positive로 나왔으나 다음 검사에는 negative로 나오는 경우

2) Functional proteinuria

fever, cold exposure, emotional stress, CHF, sleep apnea 등의 transient proteinuria

3) Intermittent proteinuria

신질환, 또는 전신 질환이 없는 상태에서 요검사상 약 반수에서 단백뇨가 나오는 경우

4) Postural proteinuria

Persistent isolated proteinuria

원인

1) Mild mesangial proliferative GN with or without FSGS (30~70%)

2) Focal or diffuse proliferative GN (15%)

3) Interstitial nephritis (5%)

예후

- Benign isolated proteinuria에 비해서는 나쁘나 20년 뒤에도 renal insufficiency가 발생하거나 ESRD가 발생하는 경우는 드물다.
- Old age에서는 monoclonal gammopathy와 감별하기 위해 serum/urine PEP를 실시하여야 한다.

Orthostatic proteinuria

- Upright position에서만 단백뇨가 뚜렷해지고 supine position에서는 단백뇨가 50mg/8hr 이하임
- 24시간 단백뇨는 대부분 1~2g 이하
- 청소년기의 2~5%에서 발생, 대개 30세 이상에서 소실
- 단순단백뇨를 보이는 젊은 남자의 90%
- 80%는 일시적으로 발생, 대부분 10~20년 내에 호전
- 신조직검사상 정상소견이나 비특징적인 변화를 보임

  진단: 안정시와 운동시로 나누어 단백뇨 검사

  예후: 매우 좋은 예후를 보인다.

24 hour urine protein collection

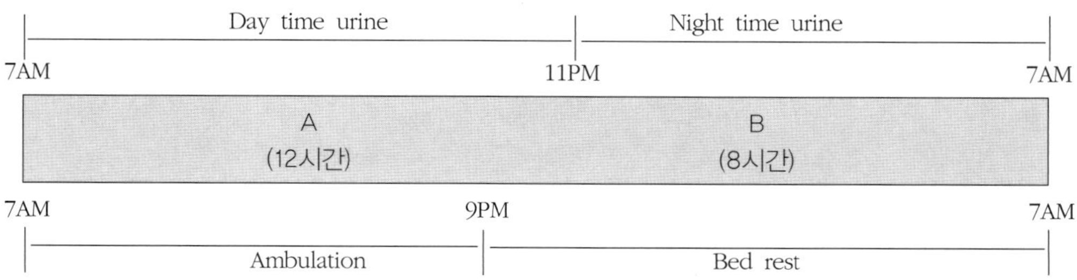

발생기전

Upright posture와 관련된 hemodynamic and humoral adjustments:

1) Decreased renal blood flow

2) Increased filtration fraction

3) Activation of renin-angiotensin system

Transglomerular movement에 관여하는 diffusive or convective force의 변화

일시적인 true capillary wall protein permeability 증가

<table>
<tr>
<td>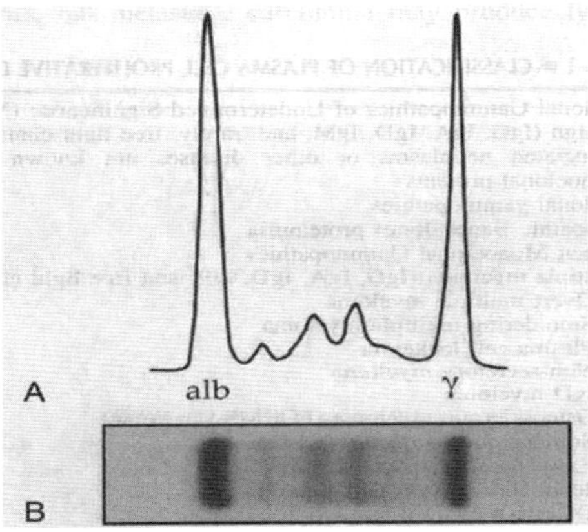
</td>
<td>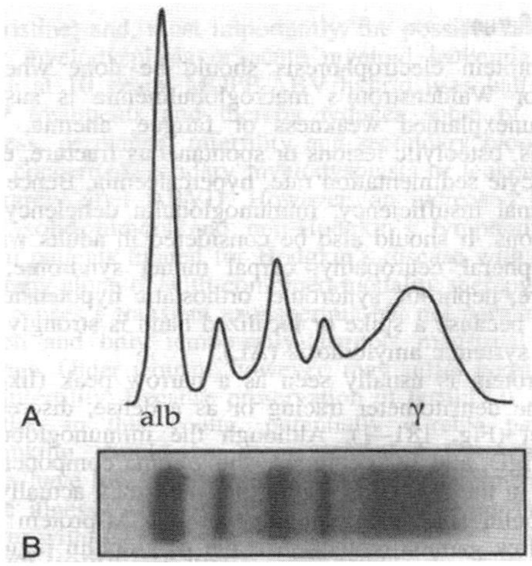
</td>
</tr>
<tr>
<td>A, Monoclonal pattern of serum protein as traced by densitometer after electrophoresis on agarose gel: tall, narrow-based peak of γ mobility.
B, Monoclonal pattern from electrophoresis of serum on agarose gel (anode on left): dense, localized band representing monoclonal protein of γ mobility. (From Kyle RA, Katzmann JA: Immunochemical characterization of immunoglobulins. In Rose NR, Conway de Macario E, Fold JD, et al [eds]: Manual of Clinical Laboratory Immunology, 5th ed. Washington, DC, ASM Press, 1997, P.156, with permission of the American Society for Microbiology.)</td>
<td>A, Polyclonal pattern from densitometer tracing of agarose gel: broad-based peak of γ mobility.
B, Polyclonal pattern from electrophoresis of agarose gel (anode on left). Band at right is broad and extends throughout the γ area. (From Kyle RA, Katzmann JA: Immunochemical characterization of immunoglobulins. In Rose NR, Conway de Macario E, Fold JD, et al [eds]: Manual of Clinical Laboratory Immunology, 5th ed. Washington, DC, ASM Press, 1997, P.156, with permission of the American Society for Microbiology.)</td>
</tr>
</table>

단백뇨의 종류

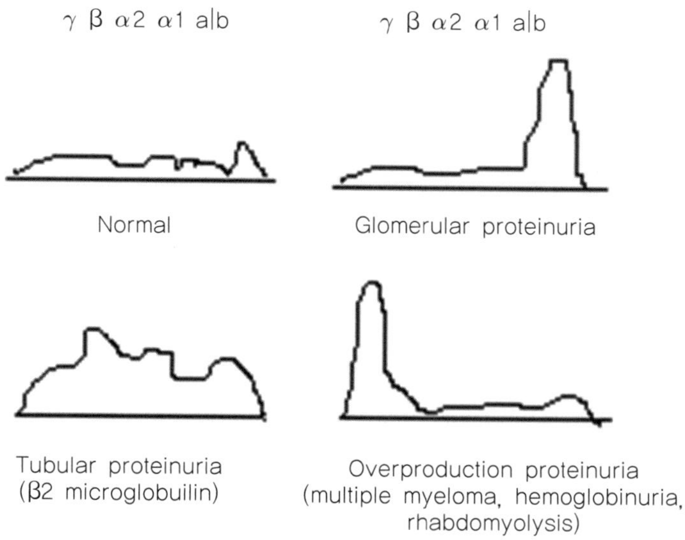
γ β α2 α1 alb
γ β α2 α1 alb
Normal
Glomerular proteinuria
Tubular proteinuria
(β2 microglobuilin)
Overproduction proteinuria
(multiple myeloma, hemoglobinuria,
rhabdomyolysis)

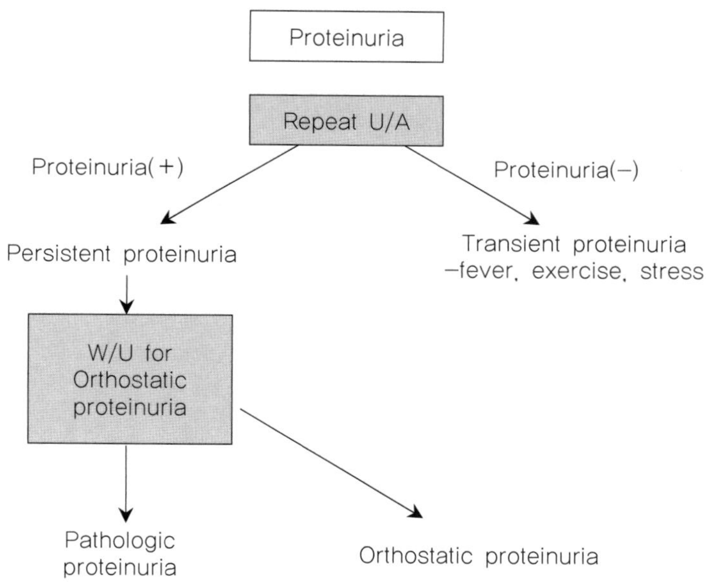
Proteinuria
Repeat U/A
Proteinuria(+)
Proteinuria(−)
Persistent proteinuria
Transient proteinuria
−fever, exercise, stress
W/U for
Orthostatic
proteinuria
Pathologic
proteinuria
Orthostatic proteinuria

Recommendation

1. Initial screening

   repeat qualitative test if false (+) test or transient

   urinary sediment: glomerular origin

   associated systemic disease: DM, HBs Ag, FANA

2. Preliminary

   quantification: 24hr urine protein or urine protein/Cr

   urine PEP in elderly

   orthostatic proteinuria in young

3. Definitive

   kidney biopsy in glomerular proteinuria (>1g/day)

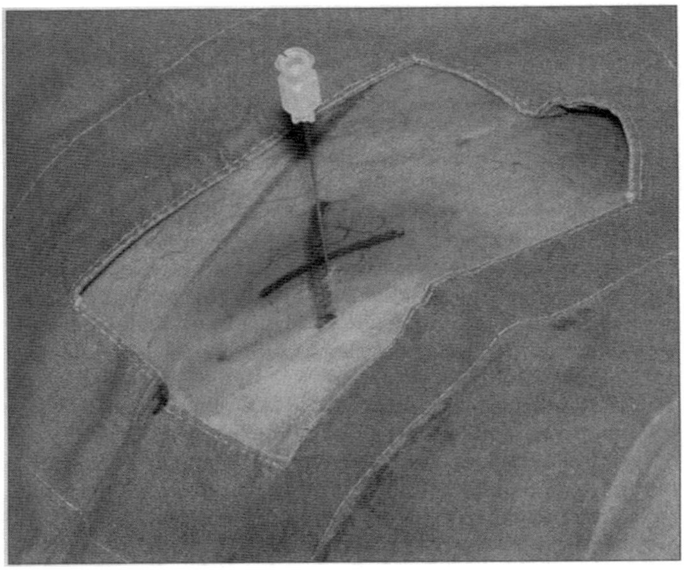

Renal biopsy. The skin has been cleaned with betadine, the lower pole of the left kidney identified, and the skin marked appropriately. A fine needle has been inserted for local anesthetic infiltration.

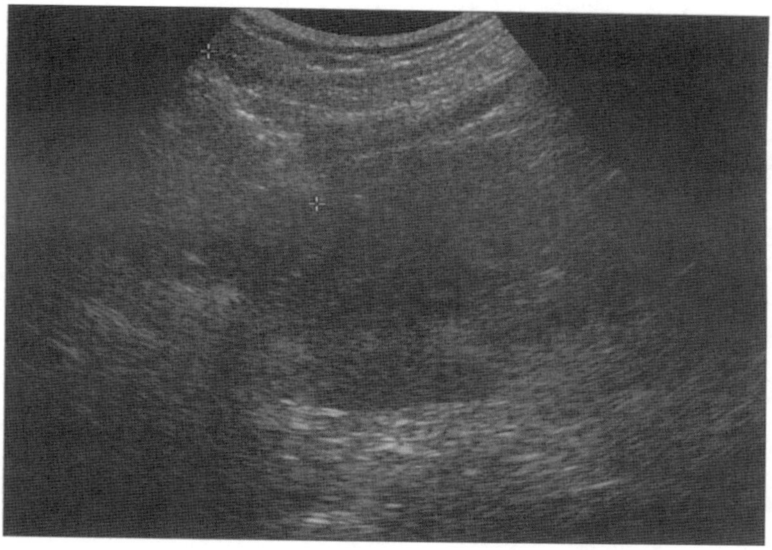

Renal biopsy. Ultrasound appearance of the lower pole of the left kidney with biopsy needle entering.

적응증: Kidney Biopsy

a. Nephrotic syndrome

b. hematuria with proteinuria

c. isolated proteinuria > 2-3gm/day

d. systemic disease affect kidney

vasculitis, amyloidosis, connective tissue disease

e. ARF unknown cause or persist 2-4week

f. after transplantation

susp. rejection, recurrent disease, CyA toxicity

* Not recquired: CRF and small kidney

DM nephropathy with classic presentation

금기증

a. single kidney

b. Bleeding tendency: platelet < 60,000

PT > 3sec more control

c. Uncontrolled hypertension, diastolic > 90mmHg

d. 환자의 협조가 안될 때

4) 합병증(5~10%), 사망률 0.12%

a. gross hematuria

b. perirenal hematoma

c. AV fistula

d. Aneyrysm, sepsis, puncture of organ

제8장

Approach to the Patient with Endocrine Disease

제8장 Approach to the Patient with Endocrine Disease

1. 다뇨증

1) Definition of polyuria

"condition defined as excessive or abnormally large production and/or passage"

At least 3 liter per day or 50 mL/kg per day

cf) urinary frequency – Frequent passage of small amounts of urine, UTIs, BPH, UT Stones, Urinary incontinence

2) Physiologic diuresis

- physiologically normal in some circumstance
- after drinking large amounts of fluids
- cold diuresis
- high-altitude diuresis

3) Polyuria – 4 potential mechanisms

(1) Increased intake of fluid

- under stress and nervous tension
- pathologic in psychogenic diabetes insipidus when 6 to 10 L of fluid may be ingested each day

(2) Increased glomerular filtration rate(GFR)

- hyperthyroidism
- fever of any causes

(3) Increased output of solutes

- Uncontrolled diabetes mellitus
- Hyperparathyroidism: increased calcium output
- Diuretics use

(4) Decreased reabsorption of water in the distal tubule

- decreased output of ADH
- inability of the distal tubule to respond to ADH

4) DDx – physiologic response

(1) Osmolar load

- glycosuria (DM)
- mannitol

- hyperalimentation therapy with amino acids or glucose
- intravenous contrast

(2) Sodium load

- high dietary intake of sodium
- administration of excessive quantities of salt and water by IV or tube feedings
- rapid resorption of edema fluid

(3) Psychogenic polydipsia

(4) Various chemical substances

- Diuretics
- Caffeine
- Alcohol

5) DDx – inappropriate response to pathologic state

(1) Central diabetes insipidus(DI)

- posthypophysectomy
- trauma
- supra or intrasellar tumor or cyst, histiocytosis or granuloma
- encroachment by aneurysm
- Sheehan's syndrome
- infection
- fat embolus
- empty sella

(2) Nephrogenic DI

- renal disease: CRF, recovery from ARF, APN
- hypercalcemia
- hypokalemia
- congenital nephrogenic DI
- drug:
  - methoxyflurane anesthesia
  - lithium
  - demeclocycline
  - potent diuretics

6) m/c causes of polyuria

- Uncontrolled DM
- Primary polydipsia
- Central DI
- Nephrogenic DI

7) 병력 청취 체크 포인트

- 정말 다뇨증인지 확인
- Urinary frequency와 구분
  - 24시간 소변량 측정이 필요함
- 수분 섭취량 확인, 식사습관 확인
  - Primary polydipsia, uncontrolled DM
- 다뇨의 발생 속도 확인
  - 갑자기 발생 혹은 서서히 발생
- 외상의 병력
  - Head trauma

• 과거력

- 뇌수술, 신장질환, 당뇨병, 정신질환, 유전질환

• 가족력

- Nephrogenic DI

• 약물 복용 여부

- Lithium, demecrocycline, diuretics

• 주사제 사용 여부

- 조영제, mannitol, TPN, 생리식염수

8) 전신문진: 갈증, 목마름, 체중감소, 어지럼증

9) 신체 진찰 체크 포인트

• Vital signs: BP, HR

• 신체검사

- Dehydrated tongue
- Skin turgor
- Jugular venous pressure
- etc.

• Dehydrated tongue

• Skin turgor

• Jugular venous pressure(JVP)

10) 환자 교육(검사)

• 24hr urine volume

• serum & urine osmolality

• Electrolyte – Na, K

• CBC

• Chemistry – glucose, calcium…

- water restriction test
  - response to vasopressin
    반응 있으면 central DI
    없으면 nephrogenic DI

11) 환자 교육(치료)

- Primary polydipsia인 경우
  - water restriction
- 원인 질환에 따른 치료
  - central DI: vasopressin
  - nephrogenic DI: low protein-low salt diet, thiazide
  - DM: Blood glucose control

2. 체중 증가

1) Definition – increase in body weight

cf) weight gain can be either an increase in

- muscle mass
- fat deposits
- excess fluids such as water

2) Causes

- increasing food consumption, becoming physically inactive, or both
- limited number of cases
  - some endocrine disorders

- side-effect of psychiatric medication
- genetic problem

3) DDx

- Simple Obesity
- Hypothyroidism
- Cushing syndrome
- Central nervous system disease that affects hypothalamic function

4) Effects on health

- associated with various diseases
  - cardiovascular diseases
  - type 2 diabetes mellitus
  - obstructive sleep apnea
  - certain types of cancer
  - osteoarthritis
- As a result, obesity has been found to reduce life expectancy.

5) 병력 청취 체크 포인트

- 체중 증가의 시기, 연령 파악
- 음주, 흡연력, 약물 복용력, 비만 가족력
- 식사 형태 및 식사습관 파악
- 동반 질환 여부 확인
  - 고혈압, 당뇨병, 수면무호흡증, 관절염, 허혈성 심질환
- 합병증 여부
  - 두통, 시야 장애, 무월경, 발기부전 여부
  - 흉통, 코골이 여부
- 심리 사회적인 문제

6) 신체 진찰 체크 포인트

- Blood pressure
- HEENT
  - buffalo hump, facial plethora, thyroid gland enlargement
- Chest
- Abdomen – striae
- 임신 여부
- Thyroid
- Goiter
- 갑상선 진찰
- Cushing syndrome
- Buffalo hump, moon face, hirsuitism
- Skin striae

7) 환자 교육(검사)

- Glucose, Liver function test
- Lipid profile
- ECG
- Thyroid function test
- Cortisol

8) 환자 교육(치료)

- Reduced caloric intake
- Exercise
- Anti-obesity medication
- Surgery
- Cushing syndrome – surgery
- Hypothyroidism – thyroid hormone replacement

3. 체중 감소

1) Definition

- reduction of the total body mass
- due to a mean loss of
  - fluid
  - body fat or adipose tissue and/or
  - lean mass

    namely bone mineral deposits, muscle, tendon and other connective tissue

2) 감별 진단

- Malignancy
- Endocrine and metabolic
  - Hyperthyroidism
  - Diabetes mellitus
  - Pheochromocytoma
  - Adrenal insufficiency
- Gastrointestinal disorders
  - Malabsorption
  - Obstruction
  - Pernicious anemia
- Cardiac disorders
  - Chronic ischemia
  - Chronic congenital heart failure
- Respiratory disorders
  - Emphysema
  - COPD
- Renal insufficiency

- Rheumatologic disease
- Infections
  - HIV
  - Tuberculosis

    Parasite infection

    Subacute bacterial endocarditis
- Medications
  - Antibiotics, NSAIDs, Serotonin reuptake inhibitors
  - Metformin, Levodopa, ACE inhibitors, Other drugs
- Disorders of the mouth and teeth
- Age-related factors
  - Physiologic changes
  - Decreased taste and smell
  - Functional disabilities
- Neurologic
  - Stroke
  - Parkinson's disease
  - Neuromuscular disorders
- Social
  - Isolation
  - Economic hardship
- Idiopathic
- Psychiatric and behavioral
  - Depression
  - Anxiety
  - Bereavement
  - Alcoholism
  - Eating disorders
  - Increased activity or exercise

3) Approach to the Patient

- Lung and gastrointestinal cancer
  - the most common malignancies in patients presenting with weight loss
- In the elderly
  - the most common causes of weight loss are depression, cancer, and benign GI disease.
- In younger individuals
  - DM, hyperthyroidism, psychiatric disturbances including eating disorders, and infection, especially with HIV, should be considered.

4) 병력 청취 체크 포인트

- Careful history and physical examination, in association with directed diagnostic testing
- Patients with medical causes of weight loss usually have signs or symptoms that suggest involvement of a particular organ system.

5) Approach to the Patient

- GI tumors
  - may affect food intake early in the course of illness, causing weight loss before other symptoms are apparent.
- Lung cancer
  - may present with post-obstructive pneumonia, dyspnea, or cough and hemoptysis;
  - however, it may be silent and should be considered even in those without a history of cigarette smoking.
- Depression and isolation
  - can cause profound weight loss, especially in the elderly.
- Endocrine ds.
  - Hyperthyroidism or pheochromocytoma increases metabolism.

- Elderly patients with apathetic hyperthyroidism may present with weight loss and weakness, with few other manifestations of thyrotoxicosis.
- New-onset diabetes mellitus is often accompanied by weight loss, reflecting glucosuria and loss of the anabolic actions of insulin.
- Adrenal insufficiency may be suggested by increased pigmentation, hyponatremia, and hyperkalemia.

• COPD, CHF
  - can produce anorexia, and they also increase resting energy expenditure.

• Consider infectious diseases
  - such as HIV infection, tuberculosis, endocarditis, and fungal or parasitic infections

• Confirm weight loss and to determine the time interval
  - Almost half of patients who claim significant weight loss have no actual change when body weight is measured objectively.

• Changes in belt notch position or the fit of clothing may be confirmatory

6) Review of Systems

• Fever, pain, SOB or cough, palpitations, and evidence of neurologic disease

• GI disturbances, including difficulty eating, dysphagia, anorexia, nausea, and change in bowel habits, should be sought.

• Travel history, use of cigarettes and alcohol, and all medications should be reviewed.

• Previous illness or surgery as well as diseases in family members

• Risk factors for HIV infection should be assessed.

• Signs of depression, evidence of dementia, and social factors

7) Physical examination

• Vital signs, Heights, Weights

• G/A: level of alertness, skin turgor

• HEENT: proptosis, oral thrush or dental disease

- Neck: goiter, presence of lymphadenopathy
- Chest: signs of CHF and chronic lung disease
- Abdomen: hepatosplenomegaly, ascites
- Rectal exam for prostate examination, pelvic exam for women
- Mental status assessment
- Exophthalmosis, goiter
- Skin pigmentation

8) Screening Tests for Evaluation of Weight Loss

- Initial testing
  - CBC
  - Electrolytes, calcium, glucose
  - Renal and liver function tests
  - Urinalysis
  - TSH
  - Chest x-ray
  - Recommended cancer screening
- Additional testing
  - HIV test
  - Upper and/or lower GI endoscopy
  - Abdominal CT scan or MRI
  - Chest CT scan

9) 환자 교육(치료)

- 원인 질환의 치료

4. 이상지혈증

1) 지질대사의 목적

• 에너지원으로 지방을 장기에 공급
  - 지방산은 중성지방 형태로 저장
• 세포막, 호르몬에 필수적인 콜레스테롤을 장기에 전달
  - 모든 장기는 콜레스테롤을 합성하나 이것만으로 부족, 그러므로 간에서 생산한 콜레스테롤을 조직에 전달

2) Definition of Hypercholesterolemia

- presence of high levels of cholesterol in the blood

• Hyperlipidemia
  - an elevation of lipids (e.g. cholesterol and/or fat) in the blood
• Dyslipidemia
  - abnormal amount of lipids in the blood
  - most dyslipidemias are hyperlipidemias

3) Friedman equation

• LDLc - Total cholesterol - HDLc - TG/5
• in pts with TG <400 mg/dL

4) Treat elevated triglyceride (TG)

• ≥500 mg/dL
  - first lower TG to prevent pancreatitis
  - very low-fat diet, weight management & physical activity
  - fibrate or nicotinic acid

5) Therapeutic Lifestyle Changes

- Diet control
- Weight management
- Increased physical activity

6) Pharmacologic Agents for the Treatment of Dyslipidemia

(1) Statins

- Major actions
  - Reduce LDLc 18–55% & TG 7–30%
  - Raise HDLc 5–15%
- Major side effects
  - Increased liver enzymes
  - Myopathy
- Contraindications
  - Absolute: liver disease (>3x UNL)
  - Relative: use with certain drugs
- Pleiotropic Effects of Statins
  - Improving or restoring endothelial function
  - Enhancing the stability of atherosclerotic plaques
  - Decreasing oxidative stress
  - Decreasing vascular inflammation
  - Anti-thrombotic effects

(2) Nicotinic acids

- most inexpensive drug
- vitamin B3

- decreased hepatic VLDL production
- Increase HDL-C
- lowers plasma Lp(a) concentrations
- Side effect
  - flushing syndrome
  - rebound glucose intolerance

(3) Fibric acid derivatives

- Useful if the patient has hypertriglyceridemia
- Side effects
  - gastrointestinal discomfort
  - cholesterol gallstones
  - myopathy

(4) Bile acid sequestrants

- Inhibit re-uptake of bile acid in GI tract
- Up-regulation of LDL receptor
- Indications
  - Normal TG & Elevated LDL
  - Not adequate for pts with hypertriglyceridemia because of VDLD synthesis elevation in the liver
- Poor compliance
  - bloating, gas, constipation
  - can increase plasma TG levels

(5) Cholesterol absorption inhibitor

- Ezetimibe

- Niemann-Pick C1 Like 1(NPC1L1) protein inhibitor

- LDLc lowering effects
  - 19%↓ as monotherapy
  - additional 14%↓ as a combined Tx with statin

(6) ω-3 polyunsaturated Fatty Acids(Fish Oil)

- Major actions
  - Inhibiting the synthesis of VLDL cholesterol and triglycerides in the liver
  - Lower TG 25-30%
- Side effect
  - dyspepsia

(7) Combination Therapy

- Statin + fibrate
- Statin + ezetimibe
- Statin + nicotinic acid
- Statin + bile acid sequestrant

제9장
Breaking Bad News

1. 학습목표
2. 나쁜 소식 전하기의 면담 과정

제9장 Breaking Bad News

1. 학습목표

- '나쁜 소식'을 전달하기에 적절한 환경과 장소 선정
- 환자의 충격을 최소화 할 수 있는 준비대화
- 상태나 질병에 대한 환자의 생각이나 감정 파악
- 진단명이나 상태를 솔직하고 명료하게 전달
- 환자의 이해 수준에 맞추어 치료, 예후 등의 정보 제공
- 나쁜 소식 전달과정에서 환자의 감정을 파악하고 적절히 반응

임상에서 '나쁜 소식'이란 환자나 의사 모두 기대하지 않았던 좋지 않은 결과에 해당한다. 악성 종양을 진단하게 되었다거나 혹은 재발이 발견된 경우, 질병의 심각한 말기 상태나 후천성 면역결핍증을 진단하게 된 경우, 다운증후군 가능성이 높은 태아 상태를 전하게 되는 경우와 같은 상황들이 여기에 속한다. 그리고 간혹 의료과실 등으로 인한 예상치 못한 결과를 환자나 보호자에게 알려야 하는 경우도 있을 수 있고 때로는 의사는 그다지 나쁘다고 생각지 않는 내용이 환자들에게는 심각한 나쁜 소식으로 여겨지게 되는 경우도 있다.

이러한 '나쁜 소식'을 전할 때에는 일반적인 면담의 과정보다 좀 더 세밀하게 환자의 정서적인 면을 살펴서 앞으로 바람직한 치료적 관계를 유지해 나갈 수 있도록 하는 세심한 배려가 필요하다. 또한 '나쁜 소식'에 해당하는 진단명이나 상태를 솔직하고 명료하게 전달하려고 하는 태도가 의사와 환자 간의 신뢰 구축에 중요하다.

일반적인 의학면담의 과정에 대해서는 Silverman 등이 『Skills for Communicating with Patients』라는 책에서 면담에 필요한 기술을 71개의 항목으로 나누어서 설명하고 있다. 이 내용은 'Calgary-Cambridge Guides'라고도 알려진 것으로, 마치 요리를 처음 배우는 사람이 신선한 재료를 고르고 이 재료를 다듬어서 씻고, 썰고, 끓이고, 양념을 해서 적당한 그릇에 담아내는 각각의 과정을 익혀서 하나의 요리를 만들어 내듯이 면담에 필요한 모든 과정을 71개 항목으로 정리하여 각각의 항목을 배우고 익혀 나감으로써 결국 바람직한 의학 면담 기술을 익힐 수 있도록 하고 있다.

간혹 환자와의 면담기술은 의사 개인의 타고난 성향에 따라 능력에 차이가 날 것이라는 추측을 하게 되지만 위와 같이 면담에 필요한 기술들을 구체적으로 습득하고 특별히 부족한 부분이 있다면 이에 해당하는 부분을 좀 더 학습해서 몸에 익히면 결국 훌륭한 의학면담의 기술을 익힐 수 있을 것이다.

'나쁜 소식 전하기'는 의학 면담의 특별한 부분에 속해서 기본적인 의학면담의 기술들을 습득하고 여기에 몇 가지 사항들을 더 고려해서 수행하여야 하는 과정이다.

의학 면담의 과정을 단계별로 요약하면

1) 면담의 시작: 소개와 인사
2) 정보 수집
3) 신체 진찰
4) 면담의 전반적인 과정 구성
5) 바람직한 의사–환자 관계 형성
6) 설명과 계획 알리기
7) 면담 마무리

등의 7가지로 정리할 수 있다. 이 중 면담의 시작, 정보 수집, 신체 진찰, 설명과 계획, 마무리 등의 과정은 면담을 시작해서 종료할 때까지 전체적인 흐름을 유지하면서 자연스럽게 진행되어야 하고 이러한 흐름을 만들어 나가는 것이 '면담의 전반적인 과정 구성하기'

에 해당할 것이다. 또한 이러한 과정이 이루어지는 사이사이에 항상 바람직한 의사–환자 관계가 형성될 수 있도록 특별한 노력이 필요하다.

2. 나쁜 소식 전하기의 면담 과정

나쁜 소식 전하기의 면담 과정에서도 '면담의 전반적인 과정 구성하기'나 '바람직한 의사–환자 관계 형성하기'는 똑같이 이루어져야 한다. 그리고 특별히 감정의 변화가 많이 나타날 수 있으므로 충분히 공감을 표현하고 앞으로 지속적인 진료를 해 나가기 위해 특히 좋은 의사–환자 관계를 형성하는 것이 다른 어떤 때보다 중요하다. 그 외의 면담 구성에서는 일반적인 의학 면담의 과정에서 정보 수집이나 신체 진찰은 많이 축소되고 몇 가지 점에 대해서는 좀 더 세심함이 필요하다.

이 과정은

1) 면담 준비하기
2) 면담 시작(예비지식 주기)
3) 정보 공유하기
4) 환자에게 세심한 배려
5) 계획과 지지
6) 추가 조치와 종결

등으로 정리할 수 있다.

1) 면담 준비

나쁜 소식을 전하게 되는 경우는 이미 이전에 환자를 몇 차례 만난 이후에 이루어지게 된다. '나쁜 소식'이 예견되는 때에는 되도록 면담 일정을 빨리 잡고 방해받지 않는 시간에 편안하고 친숙한 환경에서 면담이 이루어질 수 있도록 한다. 나쁜 소식을 환자에게 직접 전하는 것이 좋은지 보호자에게 전하는 것이 좋은지에 대해서는 이견이 있지만 기본적으로는 환자가 소화할 수 있는 범위 내에서는 직접 내용을 알리는 것이 앞으로의 치료 계획을 세우고 진행하는 과정에 도움이 된다. 그러나 면담 시간에는 가능하면 보호자나 친지 등을 동반하도록 하여 환자가 느끼는 충격을 완화시켜 주고 앞으로 지지가 될 수 있는 여지를 만들어 두는 것이 좋다. 환자에 따라서는 자신의 심각한 병에 대해 가족이나 친지에게 알리는 것을 원치 않는 경우도 있으므로 이러한 사항에 대해서는 미리 환자의 의지를 확인하고 적절히 대처하는 것 또한 중요하다. 또 한 가지 미리 준비가 필요한 것은 의사 자신의 마음가짐이다. 간혹 의사도 자신의 과거 경험으로 인해 나쁜 소식을 전하는 것에 대해 지나친 부담을 느끼거나 개인적인 감정이 조절되지 않는 경우도 있을 수 있으므로 면담을 시행하기 이전에 자신의 상태에 대해 한 번 더 돌아보는 과정이 필요하다.

2) 면담 시작

환자와 만나서 면담을 시작하게 되면 지난 번 진료 때 있었던 일들을 요약, 정리하고 환자가 그 사이 어떻게 지냈는지, 본인의 상태에 대해 어떻게 생각하고 있는지 등을 물어서 환자의 준비 사항도 확인하고 어느 정도 예비지식을 가질 수 있도록 대화를 진행한다.

3) 정보 공유하기

환자에게 진단명이나 상태를 설명하기 전에 우선 환자가 어느 정도를 알고 있고 또, 얼마나 알고 싶어 하는지를 미리 파악하고 환자가 기대하는 바에 연계해서 설명을 하는 것이 좋다. 또, 설명을 하기 전에 어려운 문제가 있다는 점을 미리 약간 비춰 주는 것도 필요하다.

환자에게 정보를 제공할 때에는 단순하고 솔직하게 하고 중요한 것은 반복해서 이야기해 주는 것이 좋다.

① 너무 많은 내용을 너무 빨리 주지 않도록 한다.
② 머뭇거리는 태도를 보이지 말고 위협적인 모습으로 비치지 않도록 주의한다.
③ 정보는 작은 덩어리로 나누어서 간결하게 전달한다.
④ 환자가 이해하는 정도와 감정의 변화를 반복해서 점검하면서 정보를 전달하는 속도를 적절히 조정한다.
⑤ 환자의 지적 수준과 감정에 맞추어서 적절한 용어를 선정한다.

⑥ 의사로서도 유감이라는 점을 표현하고 이 때 본인의 비언어적인 행동도 유감을 표현할 수 있도록 주의한다.

4) 환자에게 세심한 배려

나쁜 소식을 전할 때에는 특별히 환자의 감정 변화에 대해 세심하게 관찰하고 적절하게 반응하는 것이 중요하다. 환자의 표정변화는 물론이고 환자가 침묵하고 있는 경우나 눈물을 보일 때 이러한 반응을 충분히 이해하고 기다려 주는 자세가 필요하다. 간혹 처음 이야기를 듣는 환자가 부정하는 반응을 보일 때에도 억지로 현실을 이해시키려고 노력하기보다는 환자의 감정에 공감하면서 시간을 두고 환자가 받아들이도록 기다려 주는 것이 좋다.

항상 환자가 자신의 감정을 표현할 수 있도록 지지하고 특히 비언어적인 표현들에 주목하여야 한다. 또, 환자가 질문을 할 수 있도록 잠깐씩 시간의 여지를 주는 것도 필요하다.

정보를 줄 때에는 각각의 내용을 환자가 얼마나 이해하고 있는지 확인하는 것이 중요한데 이전에 환자가 가지고 있는 기본 지식이 어느 정도였는지를 미리 점검하고 제공하는 정보에 대해 이해 정도를 파악해서 정보를 제공하는 속도를 적절히 조정하여야 한다. 간혹 의사와 환자가 같은 단어를 사용하면서도 그 단어의 뜻을 서로 다르게 이해하고 있는 경우도 있으므로 이런 면에 대해서도 주의가 필요하다. '치료 성공률이 높은 편입니다'라고 할 때 의사는 60% 정도의 성공률을 생각하지만 환자는 90% 이상의 성공률을 기대할 수도 있으므로 때에 따라서 구체적인 단어를 사용하는 것이 이런 혼란은 예방하는 방법이 될 수 있다.

환자의 감정 못지않게 나쁜 소식을 전할 때 의사의 감정도 복잡하고 결코 편안하지 않다. 이런 소식을 아주 담담하고 냉정하게 전한다면 환자는 공감을 받지 못했다고 생각하기 쉽고 반대로 환자에게 나쁜 소식을 전하게 된 것에 대해 의사 본인이 너무 힘들어하는 모습을 보이면 자신감이 없어 보이거나 환자로부터의 신뢰를 잃을 가능성도 있으므로 적절한 관계형성이 유지될 수 있도록 의사 본인의 언어적, 혹은 비언어적 감정 표현을 잘 조절하는 것도 중요하다.

5) 계획과 지지

가능한 치료 방법들과 경과에 대해 설명하고 앞으로 일어날 일들에 대해 미리 안내하고 각각의 경우에 어떻게 대처할 것인지의 계획을 설명해 준다. 또, 당장은 아니지만 앞으로 점차 일어날 수 있는 일들에 대해서도 어느 정도 안내가 필요하다. 어느 경우에도 환자에게 희망을 주는 것은 중요한데 항상 현실성이 있는 희망을 주도록 하여야 한다.

이 단계에 이르면 환자는 여러 가지 걱정거리들을 갖게 되는데 이 걱정거리들을 되도록 작은 덩어리들로 나누어서 해결할 수 있는 것과 해결할 수 없는 것을 나누고 우선순위를 정해서 해결 계획을 세우는 것이 필요하다. 이러한 과정 중에 의사는 환자와 동반자 관계에 있다는 것을 인식할 수 있도록 해야 한다.

나쁜 소식을 알리고 나서는 적절한 '안전망'을 만들어 두는 것도 중요하다. 다음 진료 시간 이전에 예상치 않았던 어려운 일이 생기거나 감정적인 어려움이 생기면 언제라도 연결이 가능할 수 있도록 연락 체계를 갖추고 환자에게도 알려주어서 혹시 일어날지 모르는 상황에 대해서도 대비할 수 있다는 점을 미리 안내해 주는 것이 필요하다.

6) 추가 조치와 종결

면담을 마칠 때에는 내용을 요약하고 환자가 잘 이해하고 있는지, 질문은 없는지 확인을 한다. 환자가 아직 충분히 상태를 받아들이지 못한 경우에 처음부터 환자에게 치료를 강요하기보다는 친구나 친척 등 지지체계를 확인하고 다른 사람들을 만나서 이야기를 나누도록 제안을 하는 것이 환자가 스스로 치료결정을 내리는 데 도움이 될 수 있다. 또, 다음 예약일은 되도록 빠른 시일 안에 정하고 전화 연결이 가능할 수 있도록 조치를 하는 것도 필요하다. 질병이나 치료에 대한 교육 자료들을 제공하는 것도 도움이 된다.

7) 의료 기록

모든 의학 면담의 과정에서 항상 기록을 남기는 것이 중요하지만 특히 '나쁜 소식 전하기'에서는 기록을 남기는 것이 중요하다. 환자는 다양한 치료와 처치를 받으면서 많은 의료진과 만나게 되고 간혹 타 의료기관에서 진료를 받게 되는 경우도 생길 수 있다. 이런 경우 환자의 전반적인 상황과 그간의 경과에 대해 충분히 자세한 정보를 제공할 수 있도록 하는 것이 어느 때보다 필요하다.

참고문헌

김선·박주현·허예라, 2008, 『의료 커뮤니케이션』, 서울: 아카데미프레스, pp.83-107.

박주성, 2007, "의사소통과 면담," 『최신가정의학』, 서울: 대한가정의학회, pp.45-58.

이영미, 2010, "나쁜 소식 전하기," 『기본 진료수행 지침』, 서울: 한국의과대학 의학전문대학원장협회, pp.380-384.

Silverman, Jonathan, Suzanne Kurtz, & Juliet Draper, 2005, *Skills for Communicating with Patients*, Oxford, San Francisco, Radcliff Publishing.

제10장
Approach to the Patient with Obstetric/Gynecologic Problems

1. 병력 청취
2. 임신의 확인
3. 신체검진
4. 초음파검사
5. 자궁경부 조직검사와 원추절제술
6. 자궁내 소파술

제10장 Approach to the Patient with Obstetric/Gynecologic Problems

산부인과는 여성생식기관의 질병을 취급하는 임상분야로서, 여기에는 구체적으로는 생식기관의 선천성 기형, 염증, 종양, 발달과 기능이상, 폐경, 그리고 임신과 출산 등이 포함된다.

임상의학이란 그동안 배우고 익힌 의학지식과 술기를 토대로 하여 실제로 환자를 진료하는 행위에 대한 학문이라고 할 수 있다. 모든 임상분야가 마찬가지이지만 환자를 진료하기 위해서는 병력 청취와 진찰, 그리고 검사가 필요하다. 또한 이를 적절히 수행하는 데 있어서는 의학지식과 술기가 기본적으로 갖추어져 있어야 하고, 보다 원만한 수행을 위해서는 예절이라든가, 대화법, 표정, 술기 등에 대한 요령도 중요하다. 본 교재는 산부인과의 임상실습을 하거나 초보적인 진료를 하는 데에 도움이 될 만한 간단한 기초지식과 요령을 교과서와 경험을 토대로 하여 기술하였다.

1. 병력 청취

환자를 대하는 데에 있어서는 기본적으로 단정한 용모와 예절이 필요하다. 환자에게 신뢰를 줄 수 있는 표정과 말씨도 중요한 덕목이라고 할 수 있다. 환자를 안심시키고 분위기를 편안하게 이끌어 갈 수 있는 대화의 소재를 가지고 있거나 적절한 대화법을 구사한다면 환자로부터 더 많은 정보를 얻어서 만족도가 높은 양질의 진료를 하는 데에 큰 도움이 될 수 있을 것이다. 이를 위해서는 학생시절부터 이를 인식하고 노력, 연마하는 것이 필요하다.

모든 진료 과에서 마찬가지이지만 병력 청취에는 주소, 현 병력, 과거 병력, 직업-사회력, 가족력 등이 포함된다. 산부인과에서는 이런 요소들 외에 월경력, 임신-출산력, 피임 여부와 방법 등이 포함되며 중요하다.

월경력은 최종월경일, 월경 주기와 규칙성, 기간, 양, 월경통 유무와 정도 등이 포함된다. 최종 월경일을 물어보면 많은 여성들이 최종월경이 끝난 날을 얘기해 주는 경우가 많은데 이것을 염두에 두고 반드시 마지막 월경이 시작한 날임을 확인하여야 한다. 또한 환자가 얘기하는 마지막 월경이라는 것이 실제는 월경이 아니고 다른 질병으로 인한 출혈일 수가 있으므로 전형적인 월경의 소견이었는지를 확인하는 노력이 필요하다.

임신-출산력은 보통 2-1-2-2같이 표시하는데 이 네 숫자는 차례로 만삭출산 수, 조산 수, 유산 수, 현재 생존해 있는 아이 수를 나타낸다. 출산한 아이의 출생 주수, 분만 방법, 출산 후 상태 등에 대하여 알아보아야 하며, 유산인 경우에는 자연유산인지 인공유산인지, 자연 유산인 경우에는 자연 유산된 주수, 유산의 총 수, 연속 자연유산 여부 등을 파악하여야 한다.

피임에 대하여는 피임 방법, 기간, 피임 방법에 따르는 불편한 증상을 알아보고, 이때에 임신을 원치 않는데도 피임을 하고 있지 않으면 피임에 대하여 소개하고 권장할 줄 알아야 한다. 피임을 하지 않고 있는데도 일 년 이상 임신이 되지 않는 경우에는 성생활의 빈도와 문제점에 대하여 문진하여야 한다.

2. 임신의 확인

산부인과적 진료를 시작하기 전에 반드시 확인해야 할 사항은 임신 여부이다. 임신은 환자의 월경력과 증상을 참고하고, 소변 임신반응검사 키트를 이용하여 확인할 수 있다([그림 10-1], [그림 10-2]). 하지만 소변임신검사는 100%로 정확하다고는 할 수 없으므로, 확실한 진단을 위해서는 혈액 베타에이치씨지(β-hCG)를 검사한다.

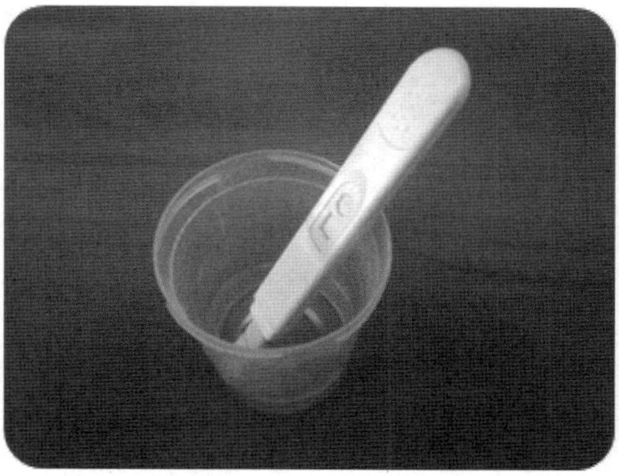

[그림 10-1]

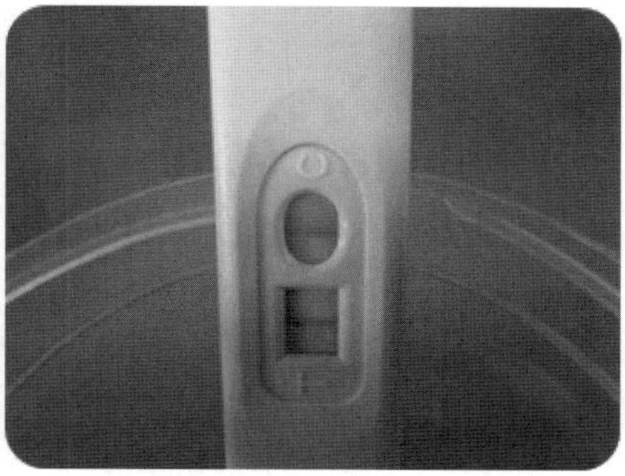

[그림 10-2]

3. 신체검진

산부인과 환자라고 하더라도 전신적인 신체검진과 복부진찰이 필요하다. 특히 키와 몸무게, 나이에 합당한 신체발육과 이차성징, 갑상샘 비대와 젖흐름증의 유무 등은 중요한 참고 소견이 될 수 있다.

일반적인 전신검진 후에는 부인과적 진찰을 하게 되는데 이 중 가장 먼저하게 되는 것이 외음부와 회음부에 대한 진찰이다. 이를 적절히 시행하기 위해서는 당연한 얘기지만 나이에 따른 여성의 해부학적 구조를 잘 인지하고 있어야 한다. 먼저 육안적으로 정상적인 구조인지를 확인하고 발적, 부종, 착색, 종물, 피부궤양, 손상, 멍 등의 유무를 관찰한다. 종물이 있으면 촉진을 하고, 감염성 병변이라고 생각되는 경우에는 세균학적 검체를 채취한다. 환자에게 대변을 보듯이 힘을 주라고 하면 방광류나 직장류, 자궁탈출증의 여부도 파악할 수 있다.

골반검진은 보통 내진이라고 한다. 내진을 하기 전에 반드시 파악해야 될 중요한 점은 성경험의 여부와 임신 가능성이다. 성경험이 없는 여성에게 무심코 내진을 하면 처녀막 파열과 같은 문제로 어려움을 겪게 된다. 임신한 여성에서의 내진은 조직이 약하여 쉽게 손상을 받을 수 있으므로 보다 세심한 주의가 필요하다. 환자의 방광에 소변이 차 있으면 정확한 진찰을 할 수가 없기 때문에 내진 전에 소변을 보게 하는 것이 필요하다. 내진을 잘 하기 위해서는 환자가 힘을 주지 않도록 가급적 긴장을 풀어주어야 하며, 불편을 느끼지 않도록 무리한 힘을 가하지 않아야 한다. 내진자세는 성인에 있어서는 대부분 쇄석위(dorsal lothotomy position, [그림 10-3])로 시행하고, 상황에 따라서는 무릎을 세우고 엎드린 자세(knee chest position, [그림 10-4])로 하기도 한다. 소아인 경우에는 누워서 다리를 벌린 자세(frog leg position, [그림 10-5])나 엄마가 아이를 앉고 진찰하는 자세([그림 10-6])가 편리하며, 필요에 따라서는 진정제를 사용하거나 전신마취 하에서 시행하는 것이 필요한 경우도 있다. 내진을 하는 방법은 장갑을 낀 한 손의 검지와 중지 또는 질의 공간이 좁을 경우에는 중지만을 질 내에 삽입하고 손끝을 자궁경부 아래, 질 후원개에 위치한 후 다른 한 손으로 하복부에 위치한 상태에서 골반내 상황을 파악한다. 이 방법으로 골반내 압통과 반발통, 자궁의 크기와 모양, 유동성 정도를 파악할 수 있으며, 양 손을 좌우로 이동해서는 난소와 난관의 상태에 대한 정보를 얻을 수 있다. 장갑을 낀 손의 인지를 질 내에, 그리고 동시에 중지를 항문 내에 넣어서 진찰하면 직장의 병변과 질-직장 중격의 상태에 대한 정보도 얻을 수 있다.

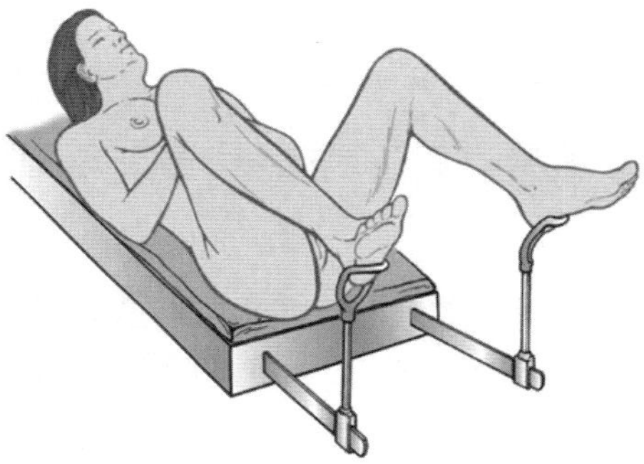

[그림 10-3] Dorsal lothotomy position

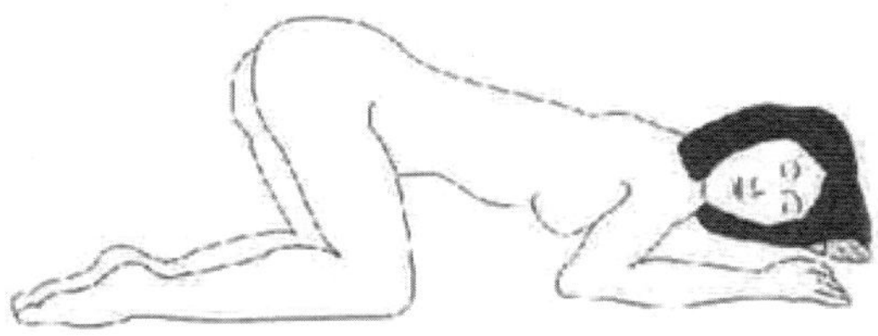

[그림 10-4] Knee-chest position

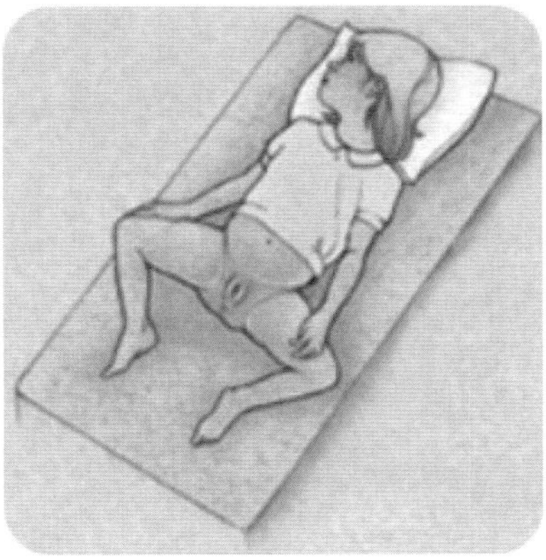

[그림 10-5] Frog-leg position

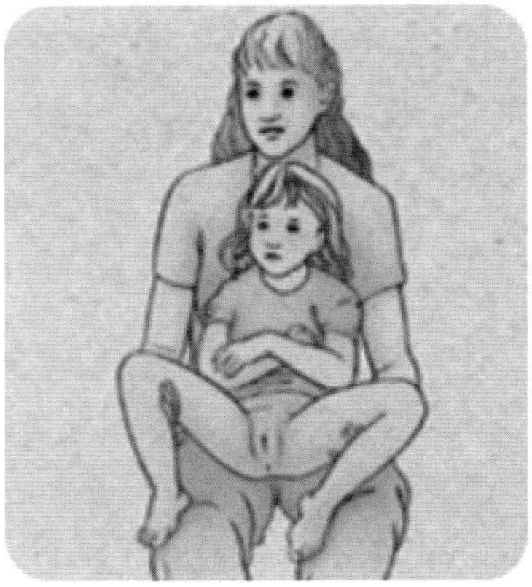

[그림 10-6]

질 내부에 대한 진찰에는 질경(speculum)이 사용된다([그림 10-7], [그림 10-8]). 질경을 삽입할 때에도 환자에게 불쾌감을 주지 않도록 무리한 힘을 주지 말고 부드럽게 해야 하며, 특히 요도와 음핵 쪽으로 압박이 가해지지 않도록 주의한다. 질경을 따뜻한 생리식염수에 담갔다가 사용을 하면 차지 않아서 불쾌감을 줄일 수 있으며 삽입도 자연스럽게 이루어질 수 있다. 삽입은 질경을 단계적으로 조금씩 벌렸다 오므렸다 하면서 진행하고 질경의 두 주둥이가 자궁목의 전, 후에 위치할 때까지 진행한다. 질경을 회전시켜 질벽을 관찰하고, 분비물, 발적, 궤양, 손상, 자궁목의 상태를 확인한다. 필요에 따라 세균학적 검체채취, 자궁목 세포진검사를 시행하고, 자궁목 조직검사, 폴립제거술, 전기소작술, 자궁내막 조직검사 등과 같은 간단한 시술도 할 수 있다. 분비물을 슬라이드 위에서 생리식염수나 KOH에 풀어서 현미경으로 관찰하면 바로 트리코모나스([그림 10-9])나 칸디다증([그림 10-10]), 세균성질증(clue cells, [그림 10-11])을 진단할 수도 있다. 나이트라진 검사([그림 10-12])를 통하여 질분비물의 산도를 측정하면 세균성질증과 같은 질염의 진단에 도움을 얻을 수 있고, 임신부인 경우에는 양수파열에 대한 진단도 할 수 있다. 정상적인 질분비물은 pH4~5 정도이나 염증이 있거나 양수가 파열된 경우에는 7~8 정도로 알칼리화 된다.

성경험이 없는 여성이나 소아에서는 질경검사가 어렵거나 불가능하다. 이런 경우에는 방광경이나 자궁경과 같은 내시경 기계를 사용하여 질 내부와 자궁경부에 대한 검사를 할 수 있다.

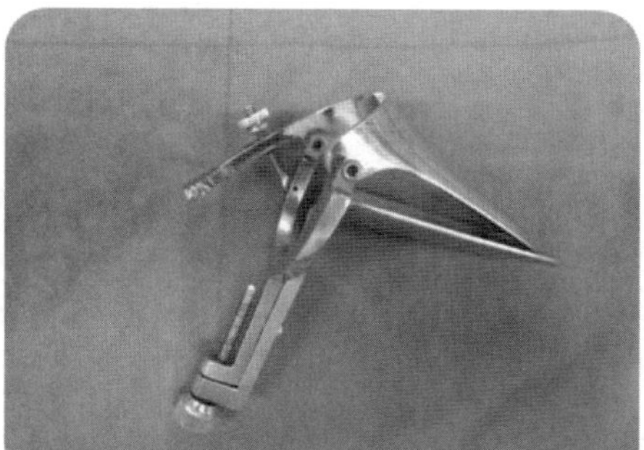

[그림 10-7]

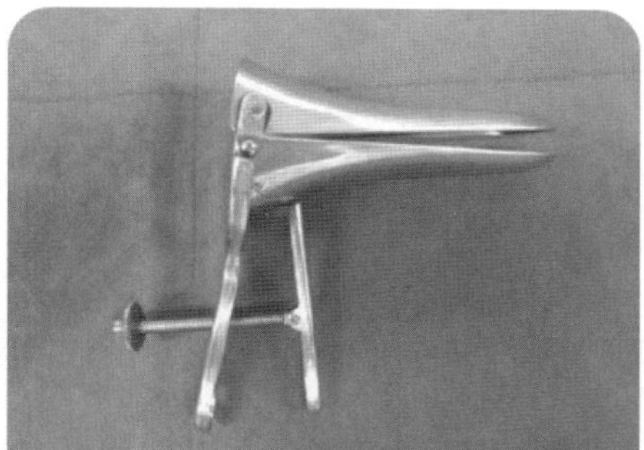

[그림 10-8]

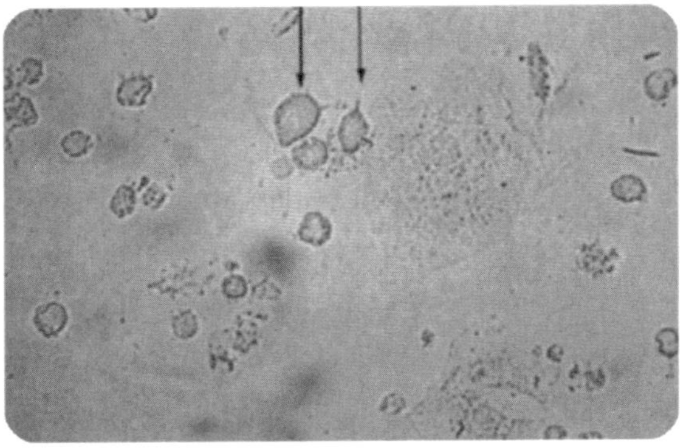

[그림 10-9] 트리코모나스

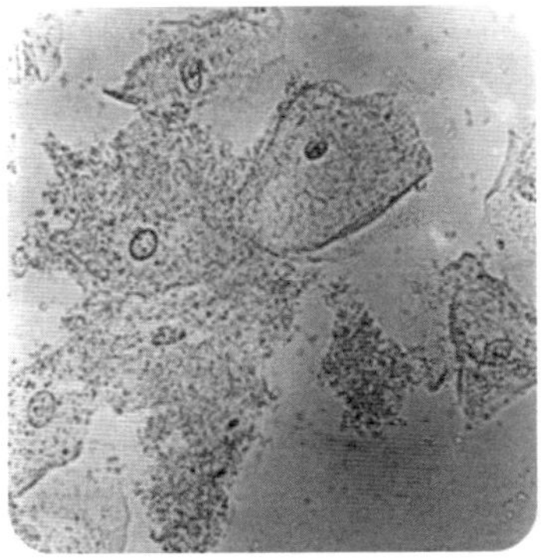

[그림 10-10] 칸디다증

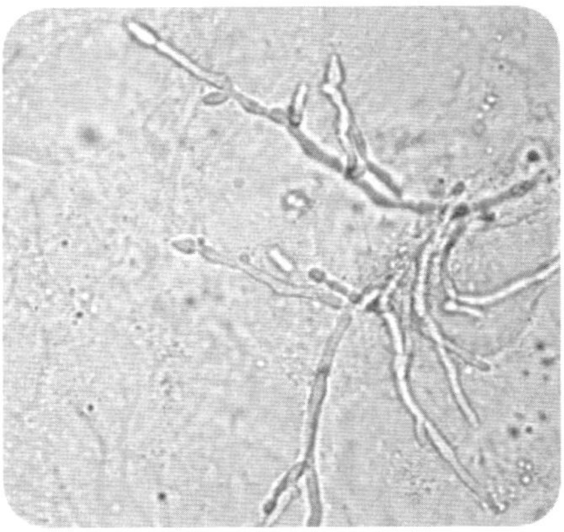

[그림 10-11] 세균성질증

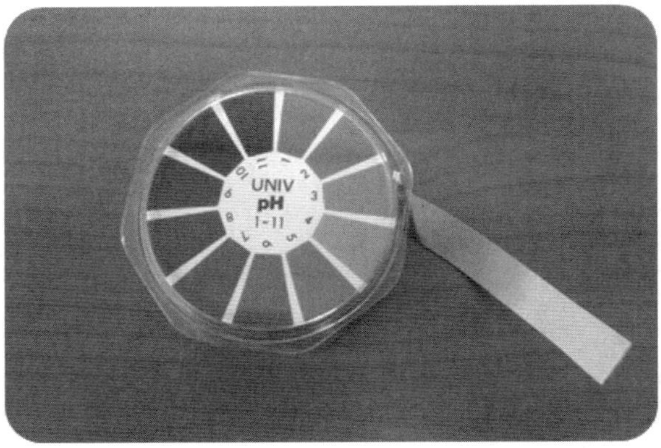

[그림 10-12] 나이트라진 검사

4. 초음파검사

초음파검사는 산부인과에서 매우 중요하고 거의 모든 환자에서 매번 시행하는 필수적인 검사가 되었다. 초음파검사는 비침습적이면서도 아주 많은 그리고 비교적 정확한 정보를 얻을 수 있는 유용한 검사이다. 복부초음파와 질식초음파검사가 있는데([그림 10-13]), 초음파는 공기를 통과할 때에 산란이 되어 영상의 정확도가 떨어지므로, 초음파장치와 검사하고자 하는 신체 표면 사이에 젤리를 발라야 한다. 또한 질식초음파검사를 할 경우에는 초음파기구를 질 내에 삽입하기 전에 콘돔과 유사하게 생긴 주머니를 씌운 후에 시행한다.

질식초음파검사는 골반 내에 국한된 장기나 병변 즉, 초기의 임신상태([그림 10-14]), 자궁내막 두께([그림 10-15]), 난포, 자궁근종과 난소([그림 10-16]), 난관의 이상, 자궁경관의 길이 등을 알아보는 데에 좋고, 복부초음파는 골반강을 벗어나는 장기나 병변 즉, 큰 자궁근종이나 난소 종양 그리고 제2삼분기 이상의 임신 상태를 파악하는 데에 적합하다. 질식초음파검사는 대부분 방광을 비운 후에 시행하고, 복식은 방광이 차 있는 상태에서 시행한다. 임신한 여성에 있어서의 초음파검사는 임신의 위치, 태아의 크기와 심박동, 태아의 신체적 이상 유무, 태아의 움직임, 양수의 양, 태반 상태 등을 알 수 있다.

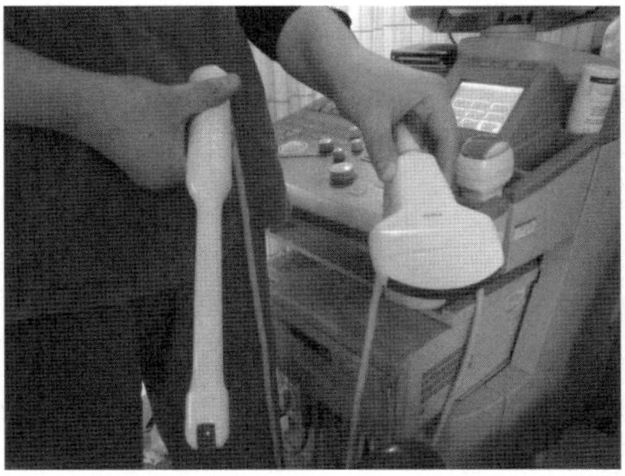

[그림 10-13] 질식, 복식 초음파 기구

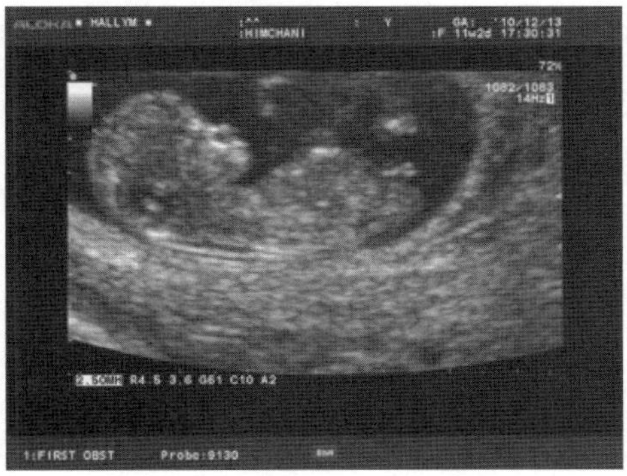

[그림 10-14] 임신 초기 태아 초음파

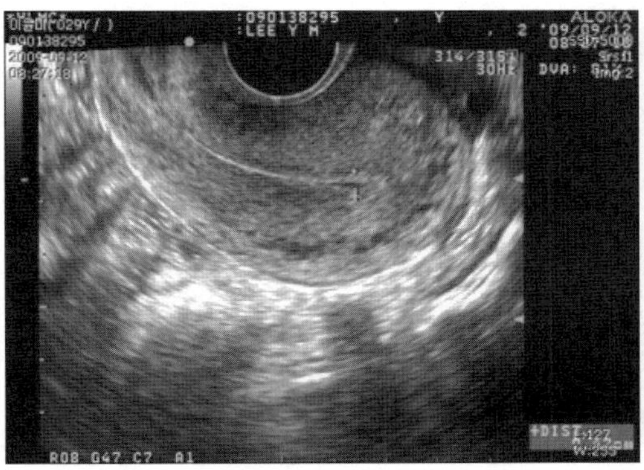

[그림 10-15] 정상자궁에서 월경 직후의 자궁내막

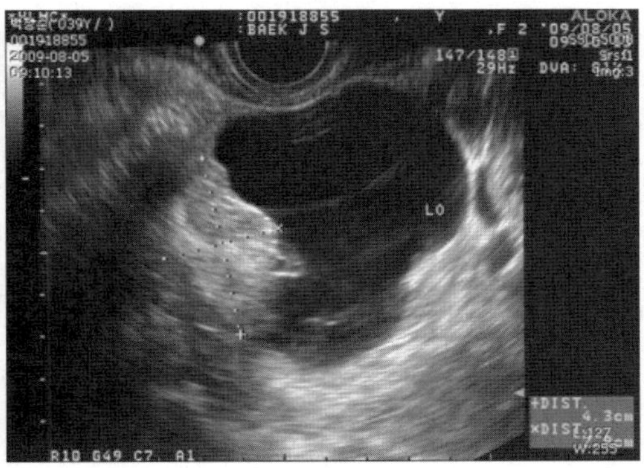

[그림 10-16] 난소의 낭성 기형종

5. 자궁경부 조직검사(punch biopsy)와 원추절제술(conization)

자궁경부 세포진검사에서 자궁경부암이 의심되거나 육안적으로 경부에 이상이 있는 경우에는 조직검사를 시행한다. 이 검사는 punch biopsy 기구를 사용하여 자궁경부의 여러 군데에서 조직을 2~3mm 정도의 크기로 떼어내어 현미경으로 진단하는 방법이다([그림 10-17]). 사전에 통증을 완화시켜줄 수 있는 조치를 취하는 것이 좋고, 시술 후에는 조직을 떼어낸 자리에서 지혈이 잘되도록 신경 써야 한다.

자궁경부 원추절제술은 자궁경부 전체에 대한 평가가 필요하거나, 초기암 병변에 대한 치료를 도모할 목적으로 시행하는 시술이다. 수술용 칼을 이용하여 절제하기도 하고 전기루프를 이용하기도 한다. 이 경우에는 앞서 얘기한 조직검사 경우보다 출혈에 대하여 더욱 주의를 하여야 한다.

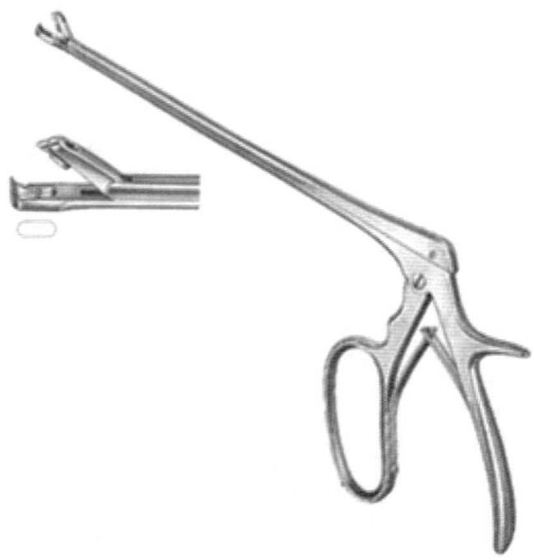

[그림 10-17] 자궁경부 조직검사 기구

6. 자궁내 소파술

자궁내강으로부터 진단에 필요한 조직을 얻거나 자궁내강의 내용물을 제거하는 시술을 자궁내 소파술이라고 한다. 이를 통하여 자궁내막증식증이나 자궁내막암을 확진할 수 있으며 자궁내막에 대한 호르몬 상태를 알아볼 수 있다. 또한 유산된 임신조직과 분만 후의 태반 잔유물, 자궁내막 폴립, 점막하 자궁근종 등을 제거하는 치료에도 이용된다. 단순한 경우에는 간단한 흡인 기구([그림 10-18])를 이용하여 외래에서 마취 없이 시행할 수 있으며, 어려운 경우에는 진통제나 간단한 마취하에 자궁경관을 확장시켜주는 과정([그림 10-19])을 거쳐서 시술을 하게 된다.

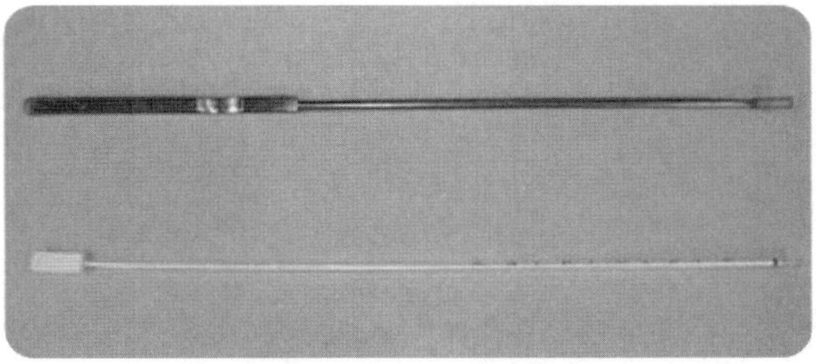

[그림 10-18] 자궁내막조직 흡인검사 기구

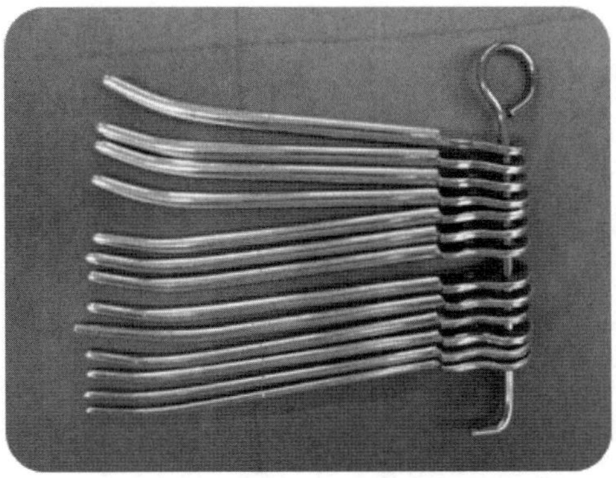

[그림 10-19] 자궁경관 개대 기구(Hegar dilator)

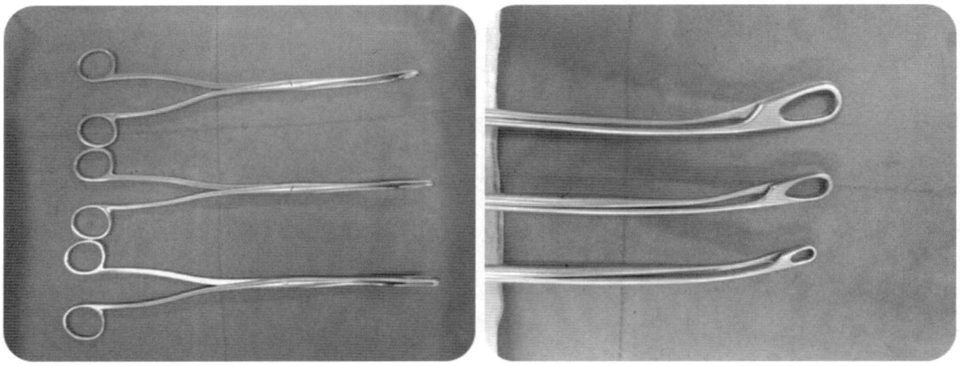

[그림 10-20] 자궁 내용물 제거용 겸자(forceps)

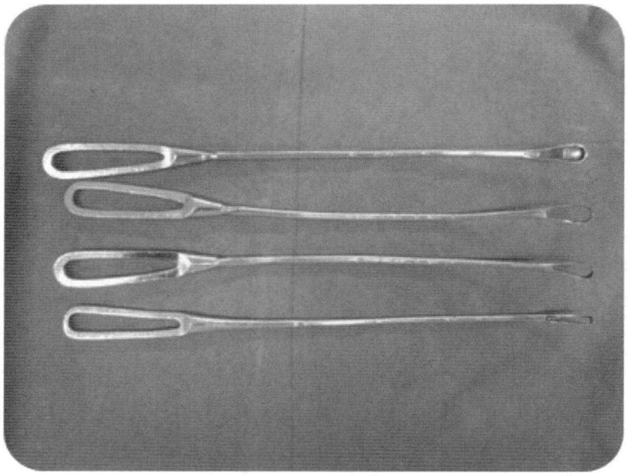

[그림 10-21] 자궁내막조직을 긁어내는 기구(curett)

참고문헌

대한산부인과학회, 2010, 『산부인과학: 지침과 개요』 제2판, 군자출판사.

한림대학교 의과대학 생식기학 통합강의록(2010)

Berek & Novak's Gynecology(14th ed.)

제11장
Approach to the Children

1. 성장 및 발달
2. 소아기의 구분
3. 예방 접종의 개념
4. 비만증
5. 아동기의 정신사회적 문제들

제11장 Approach to the Children

소아과학의 특징

태어나서 성인이 되기까지 성장과 발육의 모든 순간에서 이들이 신체적(physical), 지능적(mental), 정서적(emotional) 및 사회적(social) 능력을 충분히 발전시키도록 하며, 앞으로 훌륭한 성인이 될 수 있도록 기틀을 마련해 주는 것을 목적으로 한다. 그뿐만 아니라 소아와 그 가족의 건강과 안녕에 주된 영향력을 지닌다.

1. 성장 및 발달

- 성장(growth): 양(mass)적으로 증가해 나가는 과정을 말하며, 양적으로 측정할 수 있다. 예를 들면 신장, 체중, 기관의 무게 등이 그 예이다.
- 발달(development): 성장에 따르는 기능적인 발전 과정을 말한다. 예를 들면 뇌가 성장(중량의 증가, 신경 세포의 성장)함에 따라 운동 기능, 정신 기능이 발달해 나가는 것이 그 예이다.
- 발육: 성장과 발달을 다 포함시켜서 발육이라고 말하는 경우도 있다.

1) 성장(growth)

(1) 장기별 발육 패턴(pattern)

신체 여러 장기는 각각 다른 속도로 성장 발달한다.

- 일반형(general type): 신장, 체중, 호흡기, 소화기, 신장, 심장, 비장, 근육 및 골 전체의 무게, 혈액량을 말한다.
- 신경형(neural type): 뇌, 척수, 시각기, 두위 등이 이 형을 보이며, 4세경에 성인의 80% 도달한다.
- 림프형(lymphoid type): 흉선, 림프절, 편도 등 림프 조직. 10~12세경에는 성인의 2배에 달했다가 점차 퇴축하여 18세쯤에는 성인 정도로 자란다.
- 생식형(genital type): 생식기, 유선, 음모, 자궁, 전립선. 사춘기부터 급속히 커져서 16~18세에 성인 치에 달한다.

(2) 성장의 4시기

- 출생부터 2세까지 빨리 성장하는 시기(제1발육 급진기, growth spurt)
- 2세에서부터 사춘기까지의 서서히 성장하는 시기
- 사춘기부터 15~16세까지의 빨리 성장하는 시기(제2발육 급진기, adolescent growth spurt)
- 15~16세부터 성숙기까지의 성장 속도가 급속히 감소하는 시기

2) 발달(development)

(1) 발달의 평가

- 발달의 선별(screening)
  - 덴버 발달 선별 검사(Denver development screening test)
  - 서울 영·유아 발달 선별검사
  - 조기 언어 선별 검사

- 어느 한 가지 검사로 소아의 정서적, 사회적 발달을 전체적으로 평가할 방법은 없다.
- 정기적으로 반복하여 검사, 평가하는 것이 가장 좋은 방법이다.
- 발달의 이상을 초기에 발견하는 데 있어서는 다음과 같은 원칙을 지켜야 한다.
  - 어린이의 발달에 있어서 부모는 정확한 관찰자로서 그 의견을 존중해야 한다.
  - 청력의 의심이 있을 때는 즉시 청력검사를 시행해야 한다.
  - 위험인자를 파악해야 한다.
  - 발달 검사 시 어린이의 피로, 부끄럼, 반항성이 있을 때는 반복해서 검사해야 한다.
  - 즉각적인 결론을 내리는데 신중해야 한다.

(2) 감각의 발달(sensory development)

① 시각(vision): 빛을 비추면 눈을 감는 시각 반응은 생후 수일 내에 증명할 수 있다. 어린이가 성인의 정상 시력인 20/20에 도달하는 것은 5~6세경이다.

② 후각(smell), 미각(taste) 및 촉각(touch): 후각은 신생아기에도 비교적 잘 발달되어 있어, 젖 냄새를 맡을 수 있다. 미각은 출생 시에도 있으며 3개월경부터 상당히 섬세한 반응을 보인다. 생후 5개월이 되면 침의 분비가 왕성해진다.

③ 청각(hearing): 청력은 생후 수일 내에 예민해진다. 4~6개월이 되면 소리가 나는 방향을 알아챌 수 있으며, 낯익은 목소리를 구별할 줄 알고, 음악을 들으면 좋아한다. 청력 장애가 있으면 언어 발달에 영향을 끼치게 된다. 영아에서도 auditory brain stem evoked potential로 청력 검사를 할 수 있다.

(3) 운동기능(motor function)

① 조대운동 발달(gross motor development)

몸 전체적 자세(posture), 평형(balance), 운동(movement) 등의 발달을 의미한다. 머리를 가누는 것(head control)으로부터 시작하여 엎치기(rolling over), 앉기(sitting), 기기(crawling), 서기(standing), 걷기(walking), 뛰기(running), 계단 오르기(going up stairs) 등의 순으로 발달한다.

② 미세운동 발달(fine motor development)

손, 손가락, 엄지손가락 등을 움직여서 물건을 손으로 잡는다든지 수저로 음식을 떠먹는다든지 하는 운동으로서 눈과 손의 합동이 필요하다. 어린이가 손으로 물건을 붙잡는 모습, 입방체 쌓아 올리기, 그림 보고 그리기 등을 통하여 평가할 수 있다.

(4) 언어(speech)

말을 배우는 데에는 어린이마다 속도가 다르다. 남자 아기의 경우, 배우는 속도가 느리고 말도 2~5세에 일시적으로 더듬거리는 수가 많다.

말을 배우는 속도에는 여러 인자가 작용하는데, 정서장애, 적당한 사회 경험의 부족, 부모의 과잉보호(overprotection), 신체적인 질병 등이다.

언어의 발달은 지능 발달과 밀접한 관계가 있어, 18개월이 되어도 의미 있는 단어를 하나도 말하지 못하거나 만 3세가 되어도 의사 표시를 위한 문장을 말하지 못할 때에는 언어 발달의 이상이 의심된다.

(5) 수면(sleep)

처음 1~2년 동안에는 낮에 1~2회 낮잠을 잔다.

(6) 대소변 가리기(sphincter control)

대변 가리는 것을 먼저 할 수 있게 되고, 그 다음이 낮에 소변 가리는 것(day-time bladder control)이 가능하게 되며, 그 다음 밤에도 소변을 가리는 것(nocturnal bladder control)이 가능하게 된다. 대변을 완전히 가릴 수 있게 되는 것은 대개 3년 말까지, 밤에 소변을 가릴 수 있는 것은 여아는 5년, 남아는 6년까지 이루어지는 것으로 기준을 두는 것이 보통이다.

(7) 신경, 정신 사회적 발달

① 영아기

신생아기에서 시작된 애착 과정의 발달로 아기는 주위의 사람과 물체를 구분하게 되며, 2~6주가 되면 낯선 사람이나 물체보다 친근한 쪽을 더 좋아한다. 신생아기에도 REM 수면 중이나 잠이 드는 시기에 짧게 미소 짓기도 하는데(배내 짓), 이는 내부의 어떤 자극 때문이라고 생각된다. 대개 3~5주가 되면 주위의 자극에 따라 미소 짓는 사회적 미소(social smile)가 나타난다.

생후 8~12주가 되어도 이러한 반응적 미소가 없으면 아기의 발달 과정이나 또는 환경의 자극에 이상이 있다고 생각해야 한다. 아기는 자신의 내부에서 오는 자극을 적절하게 외부로 전달하고, 엄마는 이를 받아들여 아기를 편안하게 해 주거나, 아기가 좌절감을 느낄 때에 이를 완화시켜 주게 된다. 이 시기에 엄마가 아기에게 빠르게 반응하고 적절하게 돌보아 주는 경우 엄마를 믿고 여기에서 인간관계에 대한 기본적 안정감을 갖게 되며, 이러한 감정은 사회성 발달에 필요한 요소이다. 그러므로 이 과정에서 엄마가 즉각적이고 일관성 있게 대응하는 것이 중요하다. 8개월이 되면 분리 불안이 심해져서 엄마는 아기를 잠시도 떼어 놓기가 힘들어지게 된다.

② 학령전기

3세가 되면 자신의 나이와 성별을 말할 수 있다. 자신의 욕구가 즉시 충족되기를 원하고 그렇지 못하면 좌절감으로 인한 분노 발작(temper tantrum) 등이 나타난다. 4~5세의 아동은 반대편 성별의 부모에게 특별히 애착을 느끼게 되어 동성의 부모에 대해 양가성 감정이나 경쟁의식을 갖게 된다.

③ 학동기(학령기)

6~12세의 학령기는 특히 인지적 발달(cognitive development)이 뚜렷이 이루어지는 시기이다.

사회성 발달의 과정에서 양심의 형성도 이루어진다. 아동이 초기에는 어린이의 양심은 부모의 제재나 부모의 행동, 태도 또는 가치관의 단순한 내면화에 불과하지만, 학령전기에는 자신의 사고를 통하여 옳고 그름을 결정하게 된다.

(8) 청소년기(adolescence)

신체의 크기, 모양, 생리, 정신 및 사회적인 변화가 일어나는 시기로, 성인이 되기 전 성장과 발달과정에서 중요한 시기이다. 이 시기의 연령은 각 개인마다 차이가 있으나 10세에서 20세 미만으로 정의하며 3가지 뚜렷한 현상이 나타난다.

- 신장의 급성장과 2차 성징이 나타나는 생물학적인 성장
- 추상적인 생각을 할 수 있는 인지 발달의 성숙
- 의존적인 소아의 상태에서 독립적인 성인으로 변화하는 정신 사회적 변화

① 사춘기의 변화(pubertal events)

- 남자의 사춘기
  - 2차 성징이 나타나기 전에 고환의 부피가 커지는 것으로 시작된다.
  - 고환이 커진 후 6~8개월이 지나면 성기의 크기가 커지며 음모가 발달된다.
  - 이 기간은 보통 6개월이 걸리며 때로는 18개월이 걸릴 수도 있다.
- 여자의 사춘기
  - 8~13세경에 유방이 돌출되면서 사춘기가 시작, 음모 발달이 뒤따른다.
  - 대부분의 여자는 유방 돌출(thelarche)과 음모(adrenarche)가 동시에 나타나지만, 우리나라의 여자는 서양의 여자보다 음모 발달이 늦은 경우가 많다.
  - 초경(menarche)은 사춘기가 지나고 2년 내지 2.5년 사이에 신장이 급성장한 후
- 신장이 커지는 시기는 SMR 2에 도달한 후에 일어나며, 여자는 SMR 3-4에서, 남자는 SMR 4의 시기에 PHV(peak height velocity)에 이른다.
- 성장의 급증에서 남녀의 차이는
  - 여자가 남자보다도 18~24개월 PHV가 조기에 일어난다.
  - 여성의 PHV는 남자보다 2cm/년 정도 작고
  - 남자의 PHV와 PWV(peak weight velocity)와 일치, 여자는 PWV가 PHV보다 6~9개월 늦게 시작한다.

* 소아의 건강 문제에는 여러 가지 요인들이 관여한다.
  1) host와 infectious agents의 생태학과 빈도
  2) 기후와 지역 조건
  3) 농업자원(agricultural resources)
  4) educational, economic, social, cultural consideration
  5) stage of industrialization and urbanization
  6) gene frequencies for some disorders

2. 소아기의 구분

소아의 특징을 성장과 발달 과정으로 볼 때 20세까지가 적당하다.

- 지속적인 성장 발달과정의 시기로 해부 생리적인 변화가 있다.
  - 연령에 따른 성장과 발달의 정상치
  - 각 기관별로 다른 성장 속도
- 진찰 방법이나 소견의 차이와 이에 대한 해석의 차이가 있다.

1) 출생전기(prenatal period)

최종 월경의 첫 날부터 계산하는 방식으로 임상에서 재태 기간(gestational age) 표시. 출생 전에 위험인자를 조기에 확인하여 임신 중, 분만 중, 또는 출생 직후에 적절하고 신속한 대책을 강구함으로써 주산기 이환율과 사망률을 감소시킨다.

(1) 고위험 임신(high-risk pregnancy)

유산, 태아 사망, 조산, 자궁 내 발육지연, 태아 또는 신생아질환, 선천성 기형, 지능 발달지연 및 기타 기형을 발생시킬 수 있는 요인을 가지고 있는 임신

① 유전적 인자

염색체 이상, 선천성 기형, 유전적 대사 질환(inborn error of metabolism), 지능 발달 지연(mental retardation), 가족적 질환

② 모체의 인자

산모의 나이(10대, 35세 이상), 초산부, 모체의 질환, 모체에 투여한 약물, 양수과다증, 양수과소증, 다태 임신, 감염

③ 산과적 인자

재태 기간에 비하여 큰 자궁 혹은 작은 자궁, 지연된 분만과 분만 곤란

(2) 신생아기

- 생후 4주간, 좁은 의미에서는 생후 1주간을 신생아기로 잡는 경우도 있다.
- 재태 제28주부터 생후 1주간까지: 주산기
- 재태 제22주부터 생후 1주까지: 전후기(perinatal period)

(3) 영아기(infancy): 1개월~1년

(4) 유아기: 2~5년(preschool period or early childhood)

(5) 학령기: 6~10년(prepubertal period or late childhood)

(6) 사춘기(puberty), 청소년기(adolescence)

- 11~20년(남자: 12~20년, 여자: 10~18년)
- 사춘기의 시작은 남녀 사이에 2년가량 차이가 있으며 개인마다 차이가 크다.
- 소아의 각 시기마다 어떤 것이 정상인지 시기에 따라 다르다.

2) 소아에서 병력청취 시 주의점

- 소아환자는 대개 부모나 보호자와 함께 온다.
  - 병원을 방문을 원하는 사람이 환자이거나 혹은 보호자일 수 있다.
  - 환자뿐만 아니라 보호자의 요구와 관점을 고려하여야 한다.
- 어른과 마찬가지로 라포(rapport) 형성이 중요하다.
  - 되도록 환자의 이름을 부른다.
  - 동반한 가족의 관계를 확인하고 다른 가족도 가능하면 확인한다.
  - 소아 연령에 수준에 맞추어서 접근하여야 한다.
- 정보제공자가 환자와 보호자 양축 모두이다.
  - 말할 수 있는 연령이면 아이에게 먼저 물어보고 보호자가 확인한다.
  - 당황한 아이라면 먼저 보호자에게 묻고 다시 이것을 아이에게 물어본다.
  - 보호자와 말하면서 환자의 새로운 환경에 대한 반응을 잘 살펴본다.
  - 그리고 아이의 행동에 대한 보호자의 반응도 역시 잘 관찰한다.
- 환자의 주소(chief complaints)에 대해 환자 자신과 가족들이 어떤 관점을 갖고 있는지 확인하는 것이 중요하다.
- 가족은 훌륭한 정보 제공자이면서 동시에 환아 치료 시 동맹자라 할 수 있다.
  - 부모로서 행동이 어디까지가 정상범위인가를 이해하여야 한다.
  - 아이를 기르는 것은 문화적 사회경제적, 가족에 따라 다른 양상을 보인다.
  - 따라서 각 가정의 한계를 인정하는 것이 관계개선의 첩경이다.
  - 부모노릇과 아이 기르기가 어렵다는 것을 인정해주는 표현이 좋다.
- 주소와 상관이 없이 병원에 데리고 온 다른 이유가 있을 수 있다.

3) 청소년에서의 주의점

- 청소년은 대개 진정으로 관심을 보이는 사람에게 긍정적으로 대한다.
- 구체적이고 직접적인 질문이 효과적이다.
  - 침묵을 사용하여 질문을 유도하지 말라.
  - 대화를 일상적인 내용(친구, 학교, 취미)같은 것으로 시작해도 좋다.
- 청소년의 행동은 발달과정과 연관이 있다.

- 반드시 나이나 육체적 발달과 일치하지 않을 수 있다.
- 연령과 체격으로만 판단하지 말아야 한다.

• 어린애와 청소년에서 중요한 차이가 자신만의 비밀(confidentiality)이다.
  - 보호자에게서 충분한 정보를 얻고, 치료과정을 정하고 나서 면담 중에 필요하면 보호자를 나가도록 하고 진행한다.
  - confidentiality가 필요한 이유가 건강관리 증진에 있지 사적인 비밀을 만들고자 하는 것이 아님을 설명한다.
  - 무제한적인 confidentiality가 아니라 청소년의 안전에 영향을 주지 않는 범위라는 것을 인식시켜야 한다.

4) 병력청취 내용

(1) **개인정보**(identifying data): 생년월일, 출생지, 보호자 이름, 보호자 직업

(2) **주소**(chief complaints): 환자의 보호자의 관심 여부를 명확히 한다. 제삼자(학교 선생님) 같은 경우도 구분한다.

(3) **현병력**(present illness)

(4) **과거력**(past history)

① 출생력(birth history): prenatal, natal, neonatal
② 소아기 질병(childhood illness)
③ 수술과 입원(operation and hospitalization)
④ 사고나 손상(accidents or injuries)
⑤ 알레르기(allergies)
⑥ 수유력(feeding history): infancy, childhood
⑦ 성장 발달력(growth and development history): physical growth, developmental milestones, social development
⑧ 건강관리 유지(health maintenance): 예방접종(immunizations), screening procedures,

safety and injury prevention

⑨ 가족력(family history)

※ 신생아 진찰 시 필요한 병력청취

산모의 병력(임신, 병, 약물복용 등에 관한) 및 신생아의 주산기 병력, 가족 중 다른 사람들의 병력도 알아보아야 한다.

3. 예방 접종의 개념

질병을 치료하는 것보다 예방이 고통과 비용을 절감시킨다.

1) 1차 예방법(primary preventive measures)

- 질병이 생기기 전에 미리 조치하는 것
- 예: 예방접종, 사고예방

2) 2차적 예방법(secondary preventive measures)

- 질병을 조기에 발견하여 진전되지 않도록 조기에 효과적인 치료나 대책을 강구함
- 예: 정기검진, 선별검사(screening), 신생아 선천성 대사질환 검사(pku, 갑상선 기능저하증), 영아 빈혈, 심혈관 질환, 비만

3) 3차적 예방법(tertiary preventive measures)

- 현재의 질병이 호전되거나 또는 악화되지 않게 하는 것
- 예: 류마티스 열 환자에게 페니실린 주사 등
  - 감염성 질환을 예방하는 예방접종은 비용에 비하여 효과가 매우 크다.
  - 예방접종은 백신을 투여하거나 항체를 투여하여 인위적으로 면역을 유발하는 것이다.

(1) **능동면역**(active immunization): 백신이나 톡소이드를 투여하여 항체 생성 및 세포 면역 반응을 유도

(2) **수동면역**(passive immunization)

- 감마 글로불린같이 이미 만들어진 항체를 투여함으로써 일시적으로 방어 효력을 제공
- 모체에서 태아로 항체가 전달되어 생후 3~6개월간 몇 가지 질환으로부터 보호되는 것도 자연적으로 일어나는 수동 면역의 일종이다.

4. 비만증(Obesity)

1) 정의

- 실제로는 체중보다 전신의 모양으로 진단한다.
- 같은 연령, 같은 성, 같은 신장의 소아의 표준체중보다 20% 이상 무거울 때, 또는 체질량지수(body mass index, BMI)나 피부두께(skin fold thickness)를 측정하여 percentile을 기준으로 판정한다.
- 소아기에 비만이 시작된 사람은 비만의 정도가 심하고, 합병증도 더 심하다.
- 성인비만의 10~30%에서 소아비만이 있었다.
- 대부분 단순성 비만증(exogenous obesity)이다.
- 증후성 비만증(endogenous obesity)은 드물다.

(1) 유전적 소인

- 부모중 하나가 비만 시 소아의 약 40%, 둘 다 비만 시 약 80%에서 비만이 가능하다.
- 소아비만이 심하거나, 청소년기에 시작한 경우, 가족 내 비만이 있으면 성인비만 가능성이 증가한다.
- 비만인 청소년의 80%는 비만인 성인이 된다.

• 소아가 표준체중의 180% 이상일 때는 100%에서 성인비만증이 된다.

(2) 음식과다섭취, 운동부족(장기간 침상 와병중, 추운 지방), 환경요인(도시에 흔함, 핵가족 등)도 비만의 요인이 된다.

2) 증상

• 비만은 영아기, 5~6세, 청소년기에 가장 흔하다.
• 같은 연령에 비해 키도 크고, 골연령 증가한다.
• 얼굴은 비교적 뚱뚱하지 않으며, 주로 유방 부위에 지방이 침착한다.
• 외부생식기가 치부 지방 조직에 파묻혀 작아 보인다.
• 사춘기가 일찍 올 수 있어 최종의 키는 작을 수도 있다, 초경은 정상이거나 빨리 온다.
• 비만은 상지와 대퇴부에 더 심하기도 함. 외반슬(genu valgum)이 흔하다.
• 정신적인 중압감이 있다.

3) 진단

(1) 비만도

: ≥20 → 비만, ≥50 → 고비만

(2) **체질량지수**(body mass index, BMI, Quetlet's index)

: 체중(kg)/신장(m)2 → 6세 이후의 피하지방, 체지방과 유의하게 상관성 높음

(3) **피부주름두께**(skinfold thickness)

: Caliper를 사용하여 삼두근(triceps) 부위, 견갑하(subscapular) 부위를 측정

* 소아 비만과 관련된 증상

① 심혈관계 질환

고혈압, 콜레스테롤 증가, 중성지방 증가, LDL과 VLDL 증가, HDL 감소

② 내분비계

고인슐린혈증/인슐린 저항성, 비인슐린 의존성 당뇨, 사춘기와 초경이 빠르다.

③ 위장관: 지방간(steatohepatitis), 위식도역류, 복통, 담석
④ 폐질환: 수면 무호흡, 폐기능 이상
⑤ 근골격계: 외반슬, 골관절염(osteoarthritis)
⑥ 신경계: 반복성 두통

4) 치료

(1) 식사 조절

- 10~14세의 비만 청소년: 1,000~1,300kcal
- 개인적인 식사 강담과 운동 처방
- 당뇨식 교환 프로그램
- 교통 신호등 요법: 저지방 25~30%, 고탄수화물 50~55%, 단백질 20~25%
- 초저열량 식사

(2) 꾸준한 운동

(3) 행동 습관 개선과 가족 중심 치료

부모도 같이 적극적으로 참여시 5~10년이 지나도 지속적으로 체중감량상태를 유지

(4) 수술 요법과 약물 요법: 거의 시행하지 않음

5) 예후

식사요법과 운동처방은 단기간 효과에 그치며, 4~10년 내에 재발이 흔하고 약 50%에서만 감량을 유지

5. 아동기의 정신사회적 문제들

- 감정의 장애: 우울, 불안
- 신체 기능의 장애: psychophysiologic dis.
  somatoform dis.
  factitious dis.
- 행동의 장애: 행동장애, 반항장애
- 학교 적응장애

* 악화요인: 선천성 기형, 뇌손상, 신체손상, 만성신체질환
부적절한 양육방식
부모의 갈등, 과잉보호

* 예후요인: 아동의 기질(temperament) & 발달정도
원인의 지속기간
과거경험
가족의 적응능력

1) 아동학대/방임(child abuse/neglect)

(1) 신체적 학대

- 사망에 이르는 경우 약 3%
- 저소득층
- 가해자는 주로 부모, 친척
- 미숙아, 기형아, 특수아동

(2) 성적 학대

- posttraumatic stress disease
- 아동성적학대에 대한 조치

- 부적절한 성 행동, 성에 대한 지나친 관심을 보일 때 의심한다.
- 응급조치 시행
- 수면장애, 불안증세에 대하여 적절한 수면제, 진정제를 투여한다.
- 법적인 조치, 사회적 지지, 가족 상담
- 신체적 학대의 경우보다 고도의 기술과 경험 필요
- 가족 전체를 치료해야 하는 경우도 있다.
- 아동의 의사표현과 진술을 존중한다.

(3) 신체적 방임

- 비기질적 성장장애(non organic failure to thrive)
- 전 성장장애의 약 70%
- 심리적 학대와 방임 50%
- 잘못된 영양공급 20%
- 2세 이상 영아에서 호발
- 1/2에서 정서장애, 학교문제

2) 아동기 만성질환에 따른 심리적 문제

- 소아만성질환이란 만 12세 이전에 발병하여 3개월 이상 지속될 경우를 말한다.
- 전체 아동의 약 5~10%
- 주로 천식, 피부염, 당뇨, 신질환, 간질, 백혈병, 기형 등이 속한다.

(1) 아동의 심리변화

- self-image의 변화
- 부모로부터 독립-의존성의 갈등
- 사회적 고립
- 통제감 상실
- 자신의 가치/자존심의 저하

(2) 부모의 심리변화

- 진단과 현실을 거부
- 아동에 대해 의식적, 무의식적 거부와 불안감
- 자기원망, 죄책감
- 과잉보호, 자기희생

제12장
Approach to the Patient with Musculo-Skeletal Problems

1. 관절의 분류 및 특징
2. 관절의 해부학적 구조와 생리
3. 근골격계 이학적 검사의 일반적 접근법
4. 각 관절의 질환에 따른 이학적 검사법

제12장 Approach to the Patient with Musculo-Skeletal Problems

학습목표

1. 관절의 분류 및 특징을 이해한다.
2. 각 관절의 해부학적 구조와 생리를 알아본다.
3. 근골격계의 이학적 검사의 일반적 접근법을 알아본다.
4. 각 관절의 질환에 따른 이학적 검사법을 숙지한다.

1. 관절의 분류 및 특징

1) Terminology

- Articular Structure
  → joint capsule, articular cartilage, synovium & synovial fluid, intra-articular lig., juxta-articular bone
- Non-articular structure
  → periarticular lig., tendon, bursae, muscle, fascia, bone, nerve, overlying skin

• Ligament: rope-like bundle of collagen fibrils that connect *bone to bone*

• Tendon: collagen fibers connecting muscle to bone

• Cartilage: collagen matrix that overlies bony surface

• Bursae(점액낭): pouches of synovial fluid, disc shaped synovial sac, that cushion the mvnt of tendons and muscles over bone or other joint structures. Lie between the skin & convex surface of a bone or joint

ex) Prepatella bursa of knee, Subacromial bursa of shoulder

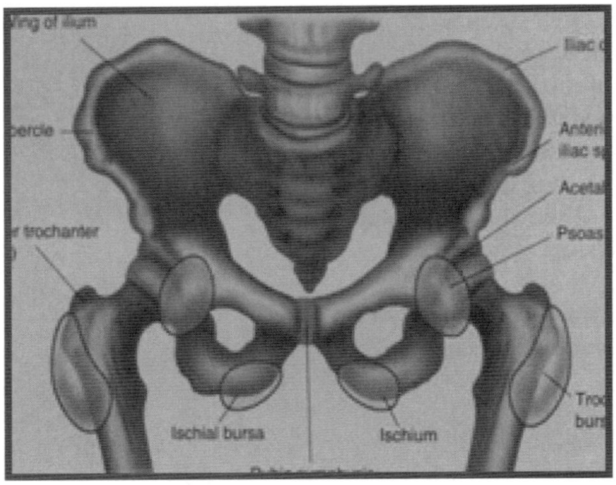

[그림 12-1]

2) 관절의 조직학적 분류

(1) Synovial Joint(활막 관절)

• freely movable

• 초자 연골(hyaline articular cartilage)

• 관절 강(joint cavity)

• 활막(synovial membrane)

• 활액(synovial fluid)

• 관절낭(joint capsule)

• 슬관절(knee), 견관절(shoulder), 고관절(hip)

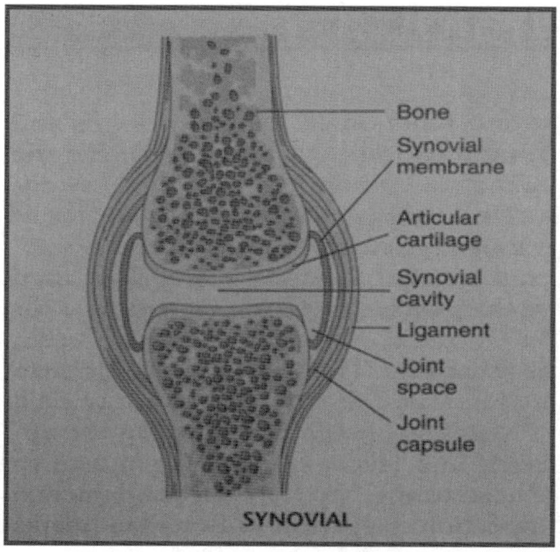

[그림 12-2]

(2) Cartilaginous Joint(연골 관절)

- Slightly movable
- Intervertebral disc
- Symphysis pubis

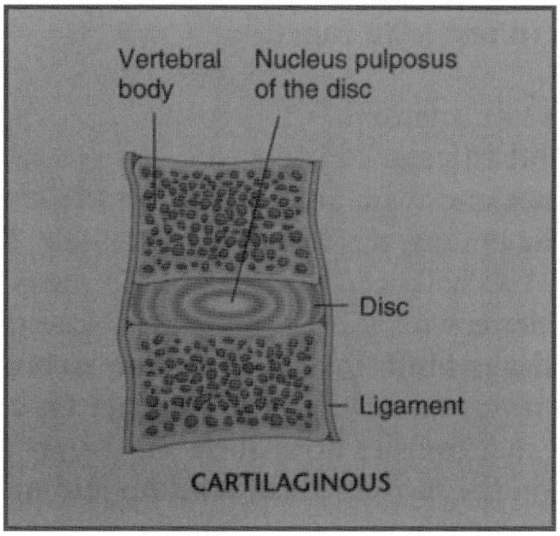

[그림 12-3]

(3) Fibrous Joint(섬유 관절)

- immovable
- 두개 봉합(cranial sutures)
- 섬유 봉합(syndesmosis)

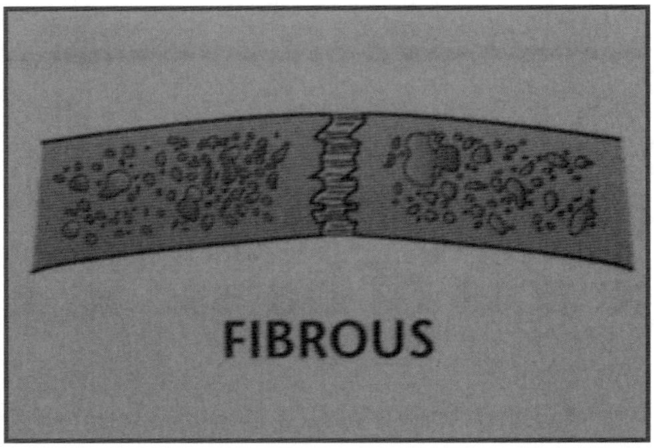

[그림 12-4]

3) 관절의 기계적 분류

(1) Spheroidal Joint(balll and socket joint, 구형 관절)

- convex surface in concave cavity
- wide range of motion
  - flexion, extension, abduction, adduction, rotation, circumduction
- 견관절(shoulder), 고관절(hip)

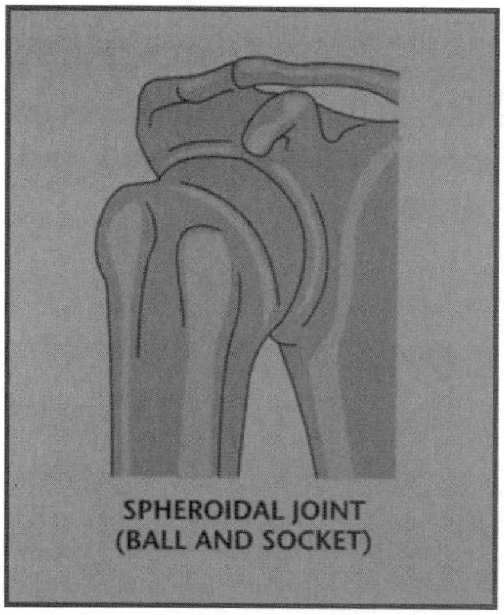

[그림 12-5]

(2) Hinge Joint(경첩 관절)

- flat, planar
- motion in one plane: flexion, extension
- 주관절(elbow)
- 지관절(interphalangeal joint of foot & hand)

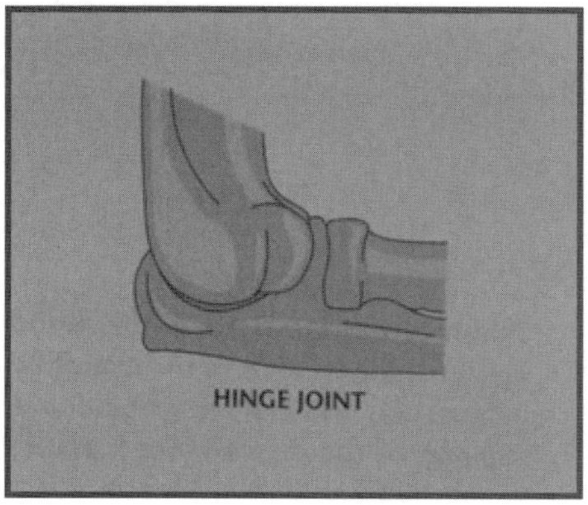

[그림 12-6]

(3) Condylar Joint(과상 관절)

• convex or concave
• movement of two articular surfaces
• 슬관절(knee)

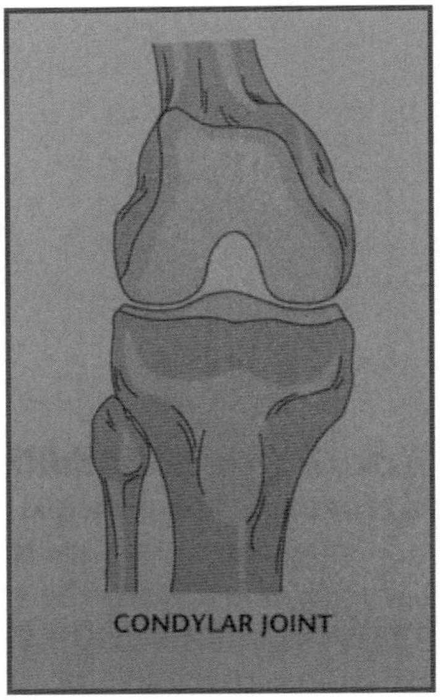

[그림 12-7]

2. 관절의 해부학적 구조와 생리

1) 견관절(shoulder)

"shoulder girdle" a complex structure of 4 joints, 3 large bones and 3 principal muscle groups

(1) bony structures

• humerus, clavicle, scapula

• palpable bony landmarks

- greater tubercle of humerus, acromion and coracoid process of scapula

(2) joints

① glenohumeral join: ball and socket

② sternoclavicular joint

③ acromioclavicular joint

④ scapulothoracic joint

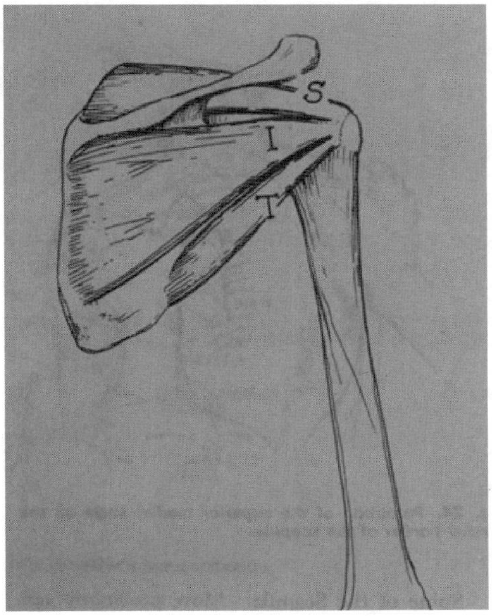

[그림 12-8]

(3) muscle groups

① scapulohumeral group

• deltoid, teres major

• rotator cuff: suprasinatus, infrasinatus, teres minor, subscapularis

② axioscapular group — trapezius, rhomboids, serratus anterior, levator scapulae

③ axiohumeral group — pectoralis major and minor, latissimus dorsi

2) 주관절(elbow)

- three bones: humerus, radius and ulna
- three articulation: ulnohumeral joint, radiohumeral joint, radioulnar joint

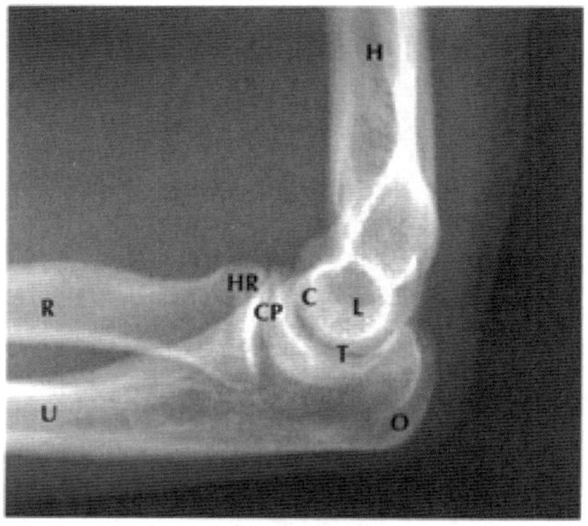

[그림 12-9]

- muscles
  - flexion — biceps, brachialis, brachioradialis
  - extension — triceps
  - pronation — pronator teres
  - supination — supinator
- bursa: olecranon bursa

3) 완관절 및 수부(wrist & hands)

(1) bony structures

- distal radius & ulna
- 8 carpal bones
  - trapezium, trapezoid, capitate, hamate — distal carpal row
  - scaphoid, lunate, triquetrum, pisiform — proximal row
- 5 metacarpal bones

• 5 proximal and distal phalanges
• 4 middle phalanges

(2) joints

① wrist: radiocarpal joint, distal radioulnar joint, intercarpal joints
② hand: MCPs, PIPs, DIPs, IP (thumb)

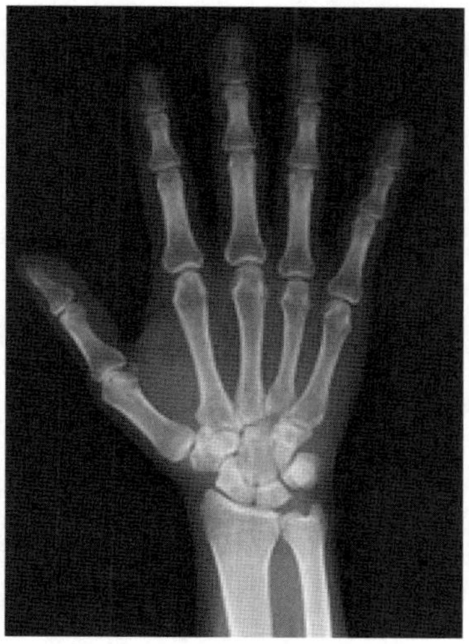

[그림 12-10]

(3) muscle groups

① extrinsic group: wrist and finger long flexors & extensors, thumb long abductor, forearm pronator & supinator
② intrinsic group: thumb and finger short flexors lumbricals, dorsal & palmar interossei thenar & hypothenar muscles

4) 척추(spine)

(1) bony and ligamentous structures

- 7 cervical, 12 thoracic, 5 lumbar, sacrum & coccyx
  - vertebral body
  - intervertebral disc
  - anterior longitudinal ligament
  - posterior longitudinal ligament
  - lamina, pedicle
  - superior & inferior articular process
  - spinous process
  - transverse process

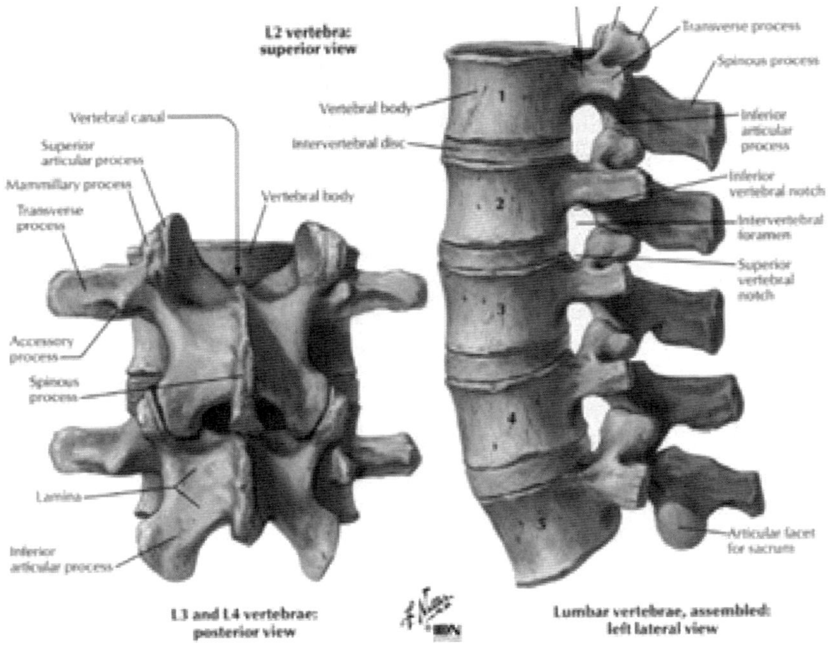

[그림 12-11]

(2) joints

① intervertebral disc: cartilaginous joint

- nucleus pulposus: soft mucoid central core
- annulus fibrosus: tough fibrous peripheral tissue

② facet joints: synovial joint

- superior & inferior articular processes

5) 고관절(hip)

(1) bony structures

- ball and socket joint: femoral head & acetabulum
- pelvis: pubis, ilium, ischium
- landmarks: greater trochanter of femur, iliac crest, anterior superior iliac spine(ASIS), posterior superior iliac spine(PSIS) ischial tuberosity

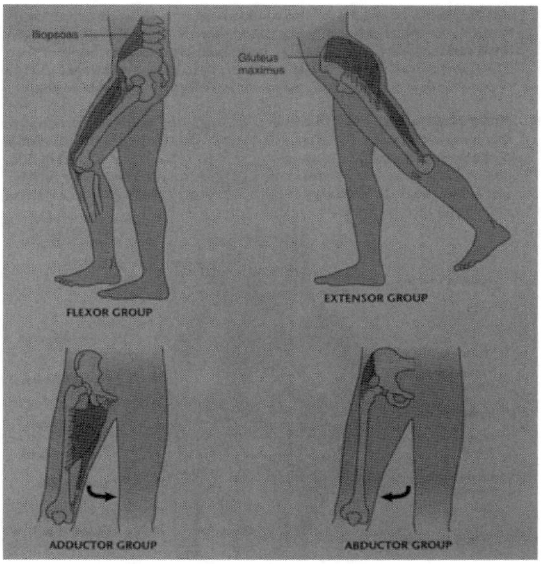

[그림 12-12]

(2) muscle groups

- flexor: iliopsoas
- extensor: gluteus maximus
- adductor: adductor magnus & longus
- abductor: gluteus medius & minimus

(3) additional structures

- iliopectineal bursa
- trochanteric bursa
- ischiogluteal bursa

6) 슬관절(knee)

(1) bony structures

- three bones of articulation: femur, tibia, patella
- landmarks
  - adductor tubercle
  - medial and lateral epicondyle of femur
  - medial & lateral condyles of tibia
  - tibial tuberosity
  - head of fibula
  - patella and patellar tendon

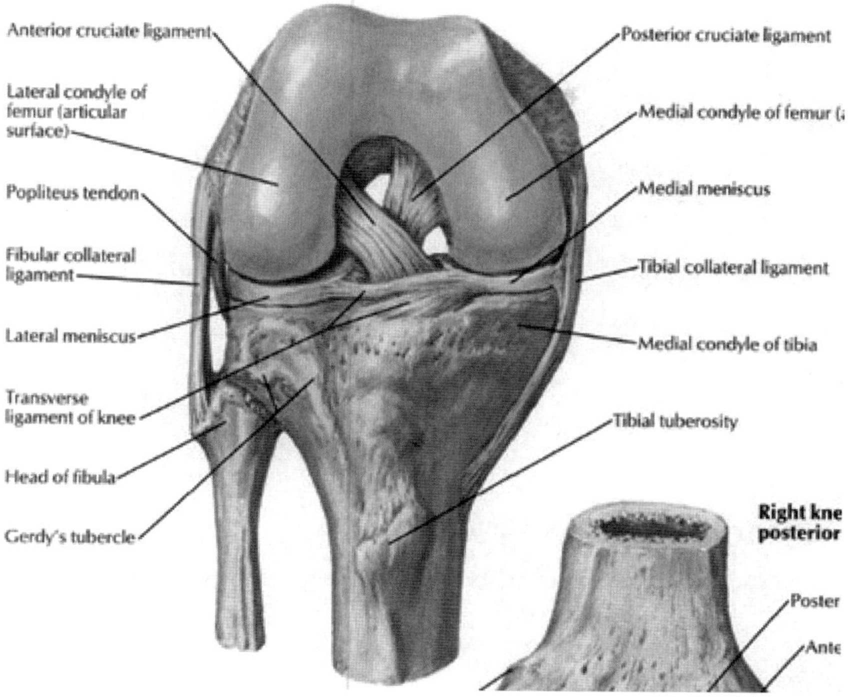

[그림 12-13]

(2) joints

• largest joint in the body
• two articulation of knee joint
  - medial & lateral convex femoral
  - condyles, medial & lateral concave tibial condyles
• third articular surface: patellofemoral joint

(3) muscle groups

• quadriceps femoris: extensor
• hamstring muscles: flexor

(4) additional structures

- medial & lateral collateral ligaments
  - extra-articular structure
  - medial & lateral stability
- anterior & posterior cruciate ligaments
  - intra-articular structure
  - anteroposterior stability
- medial & lateral menisci
  - crescent-shaped fibrocartilaginous disc
  - cushion effect
- suprapatellar pouch: cavity connecting the knee joint
- bursae: prepatellar bursa, anserine bursa, semimembranosus bursa

7) 족관절 및 족부(ankle and foot)

(1) bony structures

- hinge joint: tibia & fibula, talus
- 7 tarsal bones: talus, calcaneus, navicula, cuboid, three cuneiforms
- landmarks: medial & lateral malleolus, calcaneus (heel)

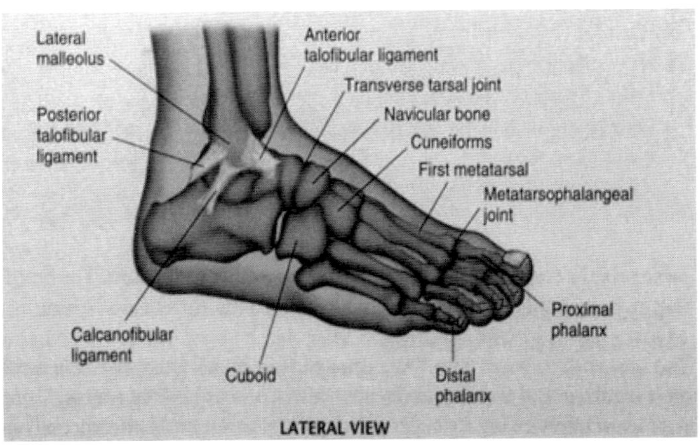

[그림 12-14]

(2) joints

- ankle joint: tibiotalar joint
- subtalar joint: talocalcaneal joint

(3) muscle groups

- plantar flexion: posterior tibial muscles
- dorsiflexion: anterior tibial muscles

3. 근골격계 이학적 검사의 일반적 접근법

1) Chief Complain

(1) 통증(pain)

- 가장 흔한 병원 방문 이유
- 특성과 형태를 잘 고려
  - 칼로 베는 듯한 동통: 골의 외상, 신경 압박
  - 강도가 심해지는 양상: 감염, 악성 종양
  - 기후 조건이 나쁠 때 심하면: 만성 관절염
  - 방사통 → 신경근 압박이나 말초 신경 압박
  - 연관통 → 고관절 질환, 동측 슬관절
견관절 병소, 상완부 외측에 동통

2) 병력

(1) **현재 병력**: 발병 기간(onset), 발병의 형태(mode)

(2) **과거 병력**: 선행 외상이나 수술 병력 등

(3) **가족력**: 유전적, 환경적 영향에 의한 특정 가계 호발 질환(Hemophilia, DDH)

3) 이학적 검사 수기(Techniques of Examination)

(1) General approach

- assessment of general appearance, body proportion, ease of movement
- systematic
  - inspection
  - palpation of bony landmarks, joint & soft tissue
  - assessment of ROM
  - special maneuver for specific joint

(2) Guidance clues

- symmetry of involvement, joint deformity(inspection)
- assess the surrounding tissues(inspection and palpation)
  - skin change, subcutaneous nodule, muscle atrophy
  - crepitus, click or crunching during movement
- limitation in range of motion, ligamaentous laxity(test or maneuver)
- testing muscle strength
- sings of inflammation and arthritis

① swelling: synovial membrane, effusion within joint space, soft tissue structure(bursae, tendon and tendon sheath)

② warmth: dorsum of hand, compare with unaffected contralateral joint
③ tenderness: specific anatomic structure
④ redness: the most common sign of inflammation

4) 방사선학적 검사

(1) 단순방사선

- 골 농도 감소: Osteoporotic
- 골 농도 증가: Osteosclerotic, Osteoblastic
- 연부 조직의 변화: calcification

(2) 전산화단층촬영: 골과 연부 조직의 단면

(3) 자기공명영상: 연부 조직의 대조도와 해부학적 구분이 명확

(4) 초음파 촬영

(5) 골주사: Tc, Gallium

4. 각 관절의 질환에 따른 이학적 검사법

1) shoulder

(1) inspection

swelling, deformity, muscle atrophy, contour of shoulder, bony landmarks

(2) palpation

location of pain & tenderness

- top of shoulder(radiating to neck): A-C joint
- lateral aspect of shoulder(radiating to deltoid insertion): rotator cuff
- anterior shoulder: bicipital tendon

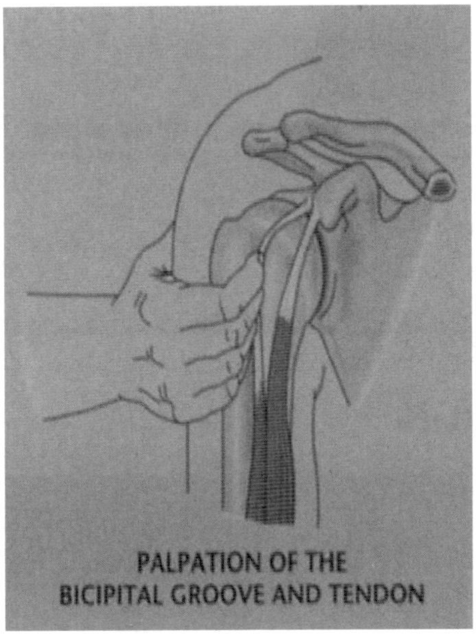

[그림 12-15]

(3) R.O.M.

: flexion, extension, abduction, adduction, internal & external rotation

(4) maneuvers

① A-C joint

Crossover test: adduct the arm across the chest(painfull cross-body action)

② subacromial & subdeltoid bursae: passive extension of shoulder

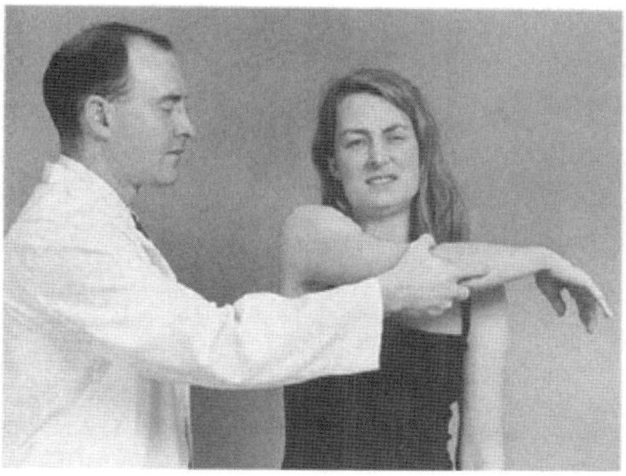

[그림 12-16]

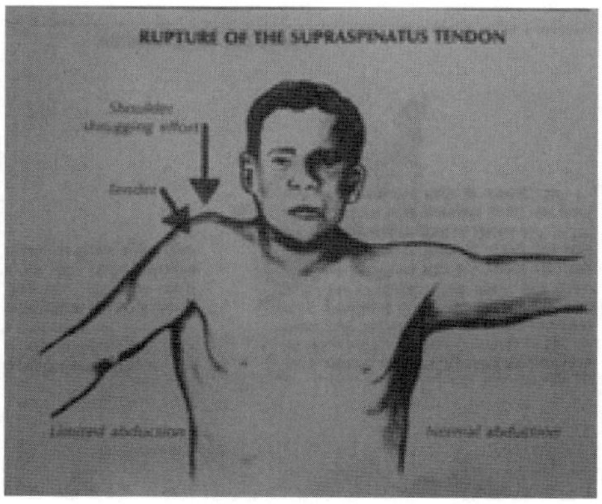

[그림 12-17]

③ rotator cuff: “SITS” muscles

- supraspinatus
  - direct under the acromion
  - abduction against resistance
- infraspinatus
  - posterior to supraspinatus
  - lateral rotation against resistance
- teres minor
  - posterior and inferior to supraspinatus
  - lateral rotation against resistance
- subscapularis
  - not palpable(anteriorly located)
  - medial rotation against resistance

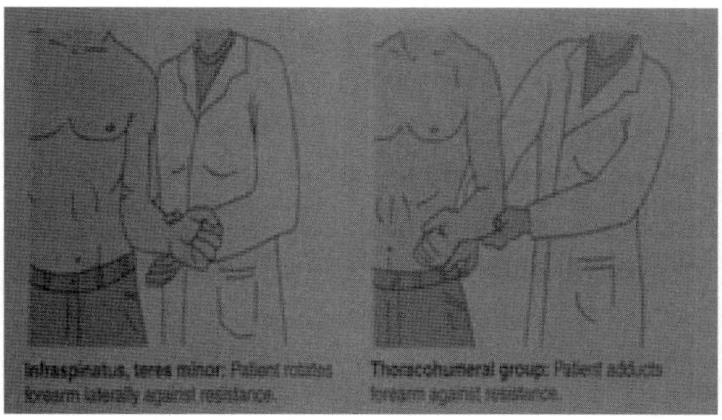

[그림 12-18]

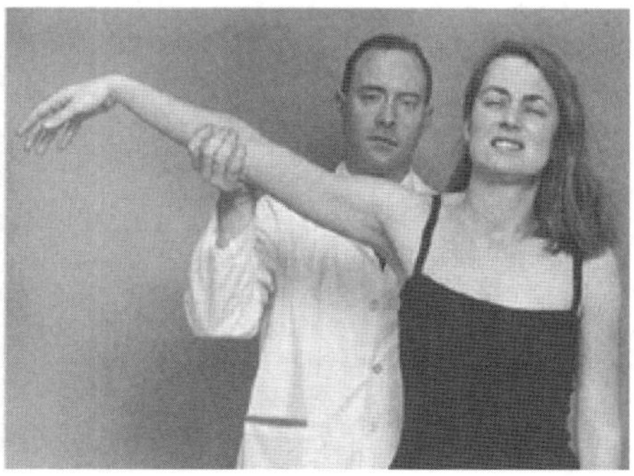

[그림 12-19]

④ bicipital groove and tendon: external rotation of arm & forearm → bicipital groove along anterior aspect of humerus

⑤ articular capsule, synovial membrane & glenohumeral joint cross-adduction test: contraction of post. Capsule

2) elbow

(1) inspection and palpation: elbow flexion about 70

- medial & lateral epicondyles, olecranon, ulnar nerve

(2) R.O.M. & maneuvers: flexion, extension, pronation, supination

3) wrist and hand

(1) inspection: swelling, deformity, contour of thenar & hypothenar eminences

(2) palpation

- distal radius & ulna, groove of wrist joint
- anatomic snuffbox: scaphoid fracture
- carpal bones, metacarpal, phalanges

(3) R.O.M. & maneuvers

① wrist: flexion, extension, ulnar & radial deviation

② fingers: flexion, extension, abduction, adduction

③ thumb: flexion, extension, abductin, adduction, opposition

④ sensation & motor

- median nerve: pulp of index finger
- ulnar nerve: pulp of 5th finger

• radial nerve: dorsal web space of thumb & index finger

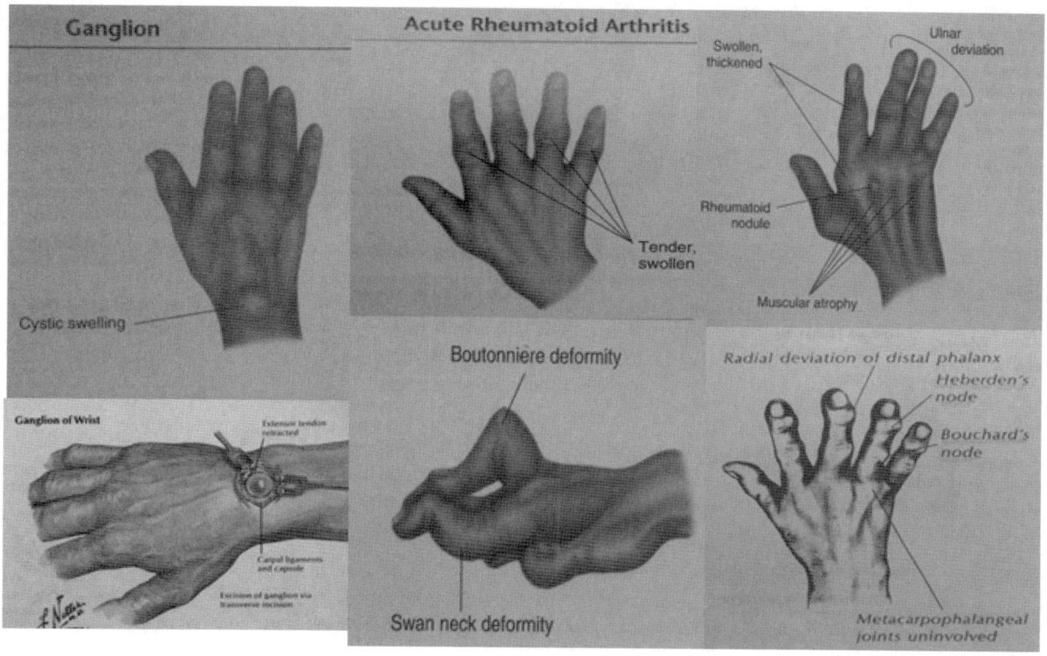

[그림 12-20]

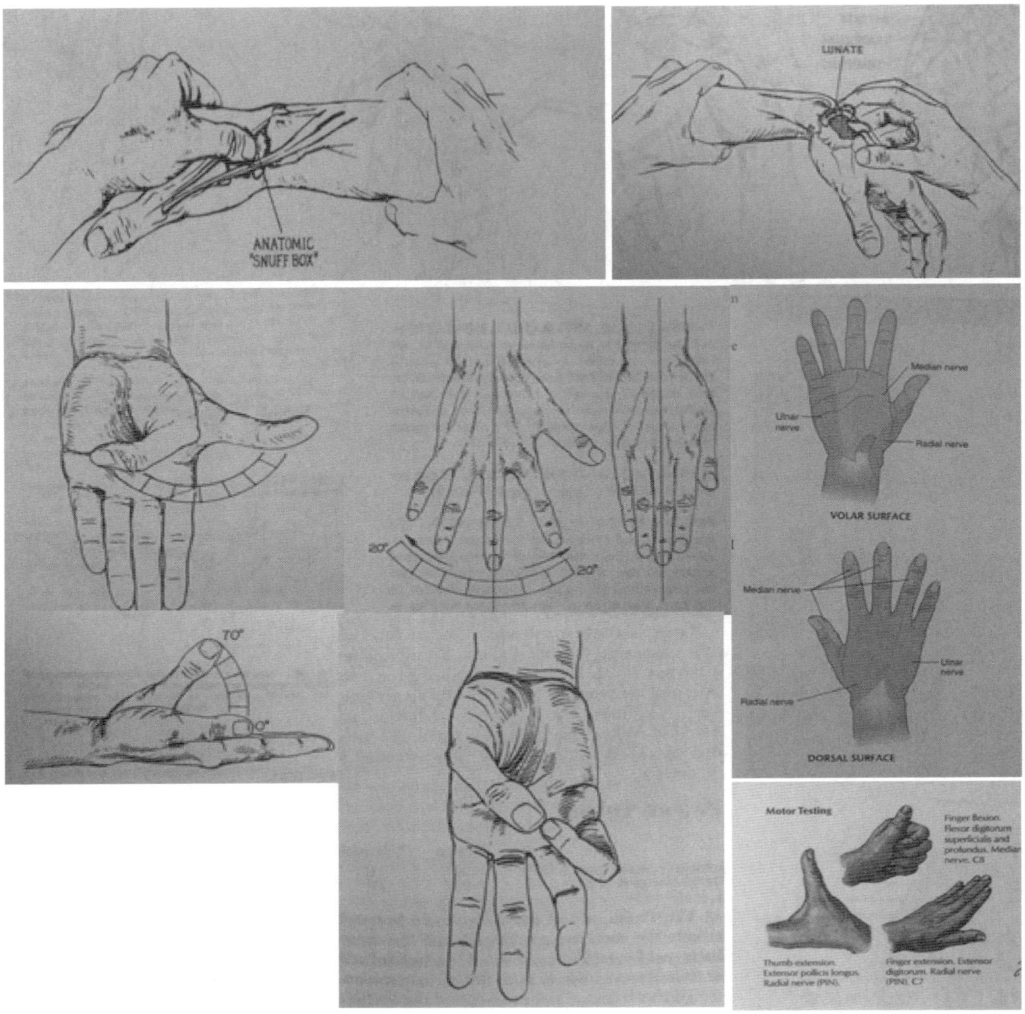

[그림 12-21]

(4) Carpal tunnel syndrome

① Halen's test: acute flexion of wrist for 60 seconds provocation of compression of median nerve

② Tinel's sign: percussion over the course of median nerve

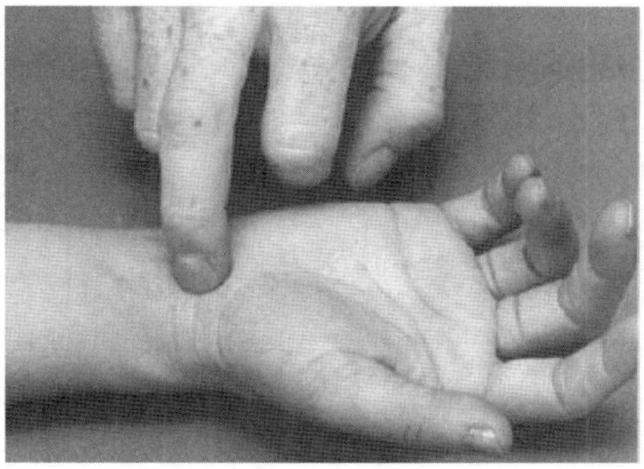

[그림 12-22]

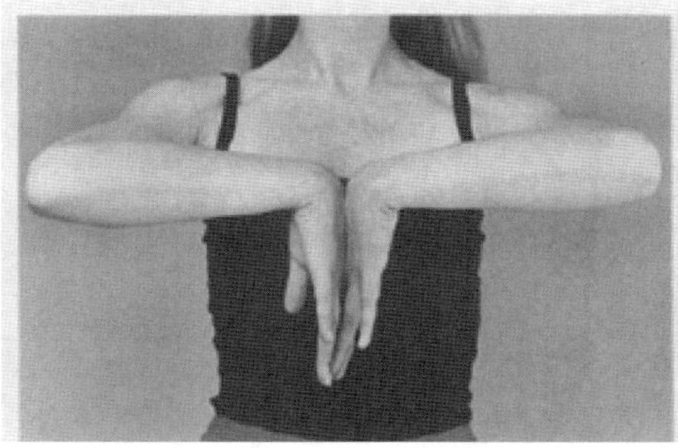

[그림 12-23]

4) spine

(1) inspection: posture, erect position of head & neck, gait, spinal curvature

(2) palpation

- spinous process -- "step-offs": spondylolisthesis
- S-I joint
- paravertebral muscles

(3) R.O.M.: flexion, extension, rotation, lateral bending

(4) special maneuvers

① Cervical radiculopathy

- Neurologic exam: sensory dermatome, Motor & reflex change

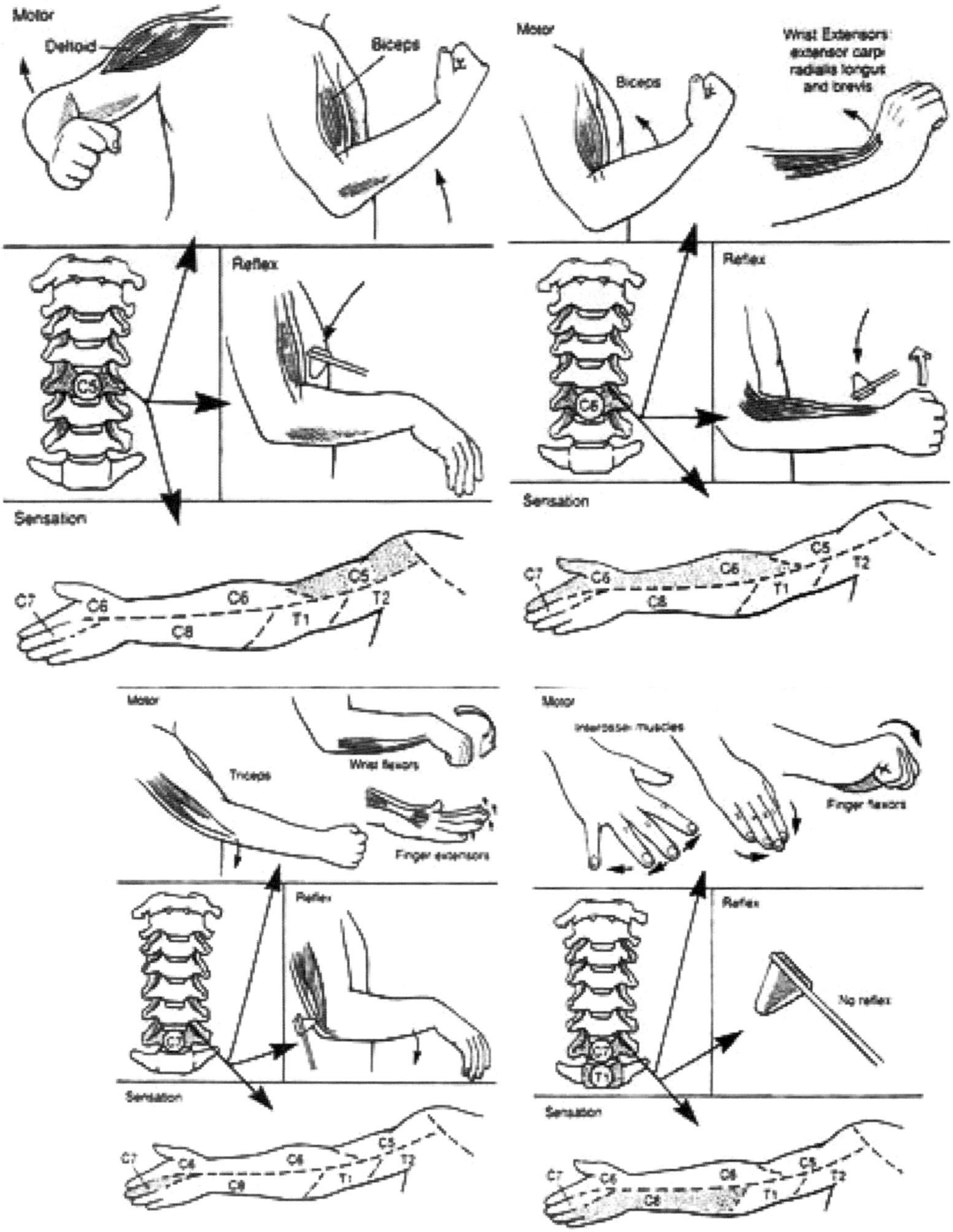
Motor
Deltoid
Biceps
Reflex
C5
Sensation
C7
C6
C8
T1
T2
Motor
Biceps
Wrist Extensors:
extensor carpi
radialis longus
and brevis
Reflex
C6
Sensation
Motor
Triceps
Wrist flexors
Finger extensors
Reflex
Sensation
Motor
Finger flexors
Reflex
No reflex
Sensation

[그림 12-24]

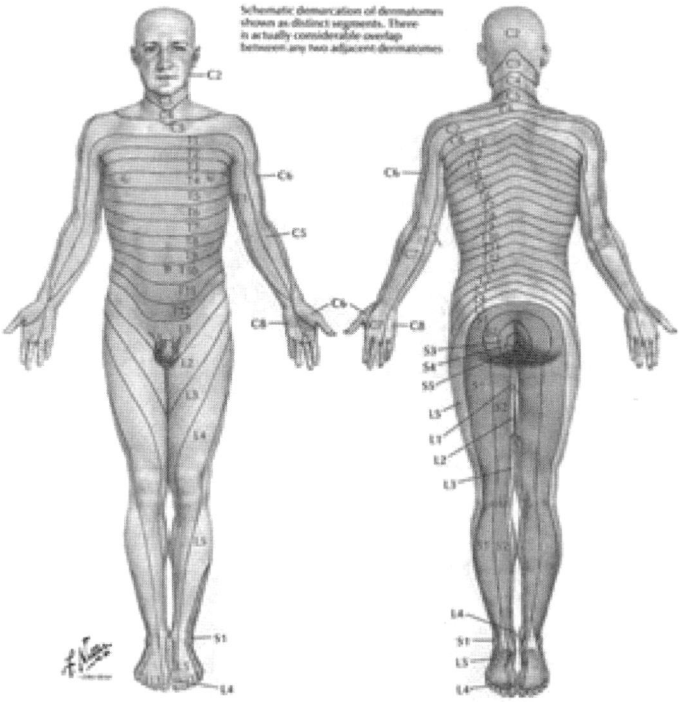

[그림 12-25]

- spurling sign: neck extension & lat. Rotation → pain aggravation
- Shoulder abd. relief sign(Bakody's sign.): arm elevation → pain relief

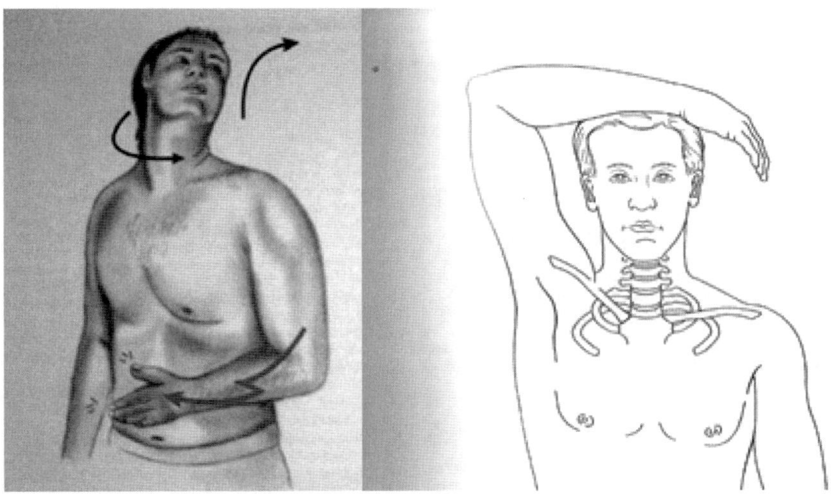

[그림 12-26]

② Cervical myelopathy

- clumsiness or hand fine motor loss
- gait disturbance: balance loss
- voiding difficulty: urgency, hesitation, frequency(rarely retension)
- motor weakness
- sensory loss: pain, temperature, proprioception, vibration, touch
- abnormal reflex
  - ankle clonus, deep tendon hyperreflex
  - inverted radial reflex, hoffmann sign
  - babinski, hyperactive scapular humeral reflex (C3 above)

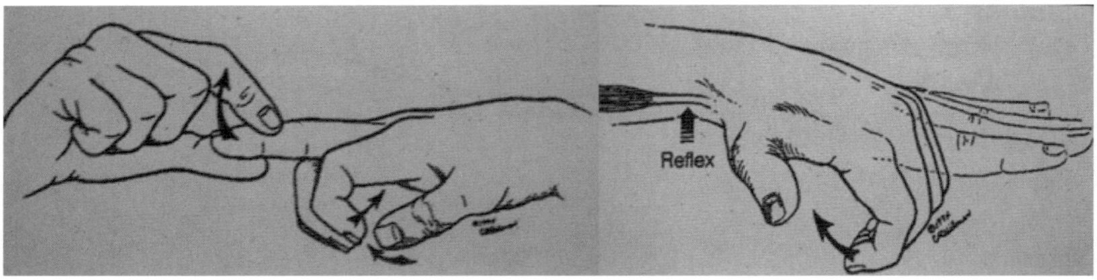

[그림 12-27]

- finger escape sign: little finger를 adduction시켜서 30초 이상 유지할 수 없을 때
- grip & release test: 10초에 20회 이하이면 의심
- Lhermitte's sign

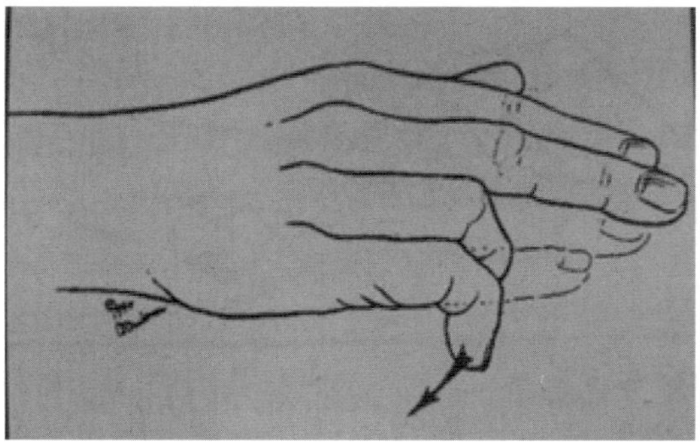

[그림 12-28]

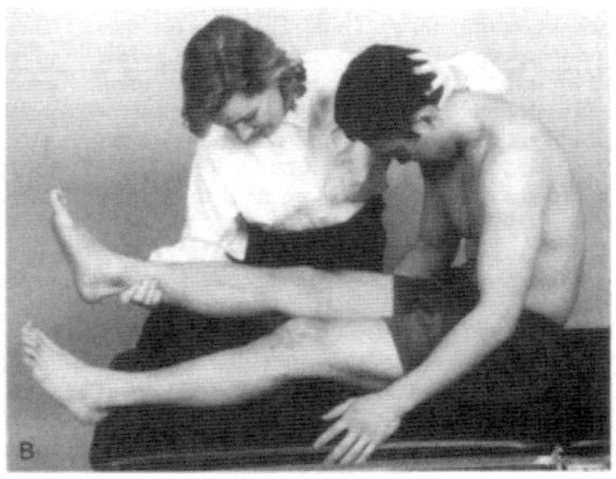

[그림 12-29]

③ special maneuvers of *lumbar spine: radiculopathy*

- straight leg raising test
  - pain at 30-70° raising: nerve root irritation (eg. HNP)
  - pain at < 30 or > 70° raising: articular origin, muscular origin

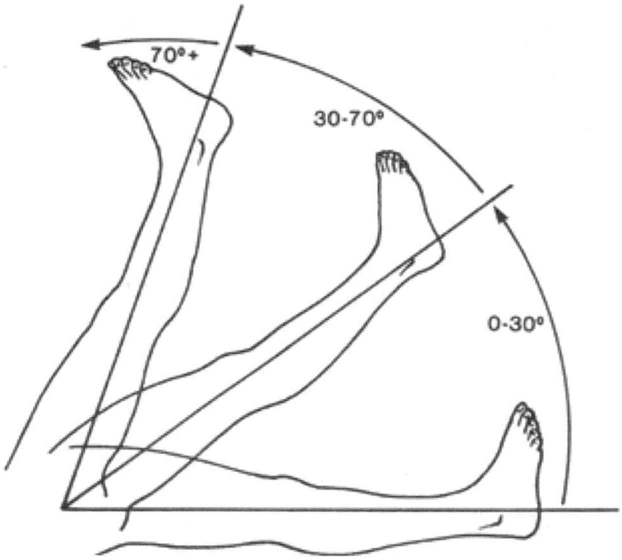

[그림 12-30]

- sensory & motor: myotome & dermatome of nerve root

〈myotome〉

L3: knee extension

L4: ankle dorsiflexion

L5: big toe dorsiflexion

S1: ankle plantar flexion

〈Motor power grade〉

0 = no movement

1 = muscle fires but no movement

2 = movement but not against gravity

3 = moves against gravity but not resist

4 = resists examiner but weak

5 = normal

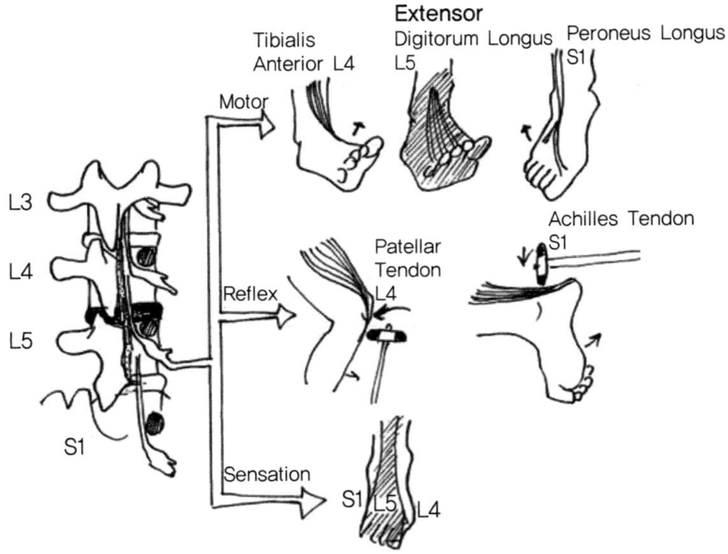

[그림 12-31]

④ special maneuvers of *lumbar spine: claudication*

- vascular claudication
  - cramp-like pains in the legs(usually the calf muscles, but may be in the thigh muscles) caused by poor circulation of the blood to the leg muscles.
- spinal/neurogenic claudication
  - Pain felt on exertion by patients whose leg pain is caused by nerve root compression.

〈표 12-1〉

Evaluation	Vascular	Neurogenic
Walking distance	Fixed	Variable
Palliative factors	Standing	Sitting/bending
Provocative factors	Walking	Walking/standing
Walking uphill	Painful	Painless
Bicycle test	Positive (painful)	Negative
Pulses	Absent	Present
Skin	Loss of hair, shiny	Normal
Weakness	Rarely	Occasionally
Back pain	Occasionally	Commonly
Back motion	Normal	Limited
Pain character	Cramping—distal to proximal	Numbness, aching—proximal to distal
Atrophy	Uncommon	Occasional

5) hip

(1) inspection: gait -- stance & swing phase

(2) palpation

- bony landmarks: iliac crest, iliac tubercle, ASIS, PSIS, greater trochanter ischial tuberosity
- sciatic nerve
- inguinal ligament: from ASIS to pubic tubercle
- femoral nerve, artery & vein, lymph node: “NAVEL”
- trochanteric bursa, ischiogluteal bursa, iliopecteneal (psoas) bursa

(3) R.O.M. & maneuvers

- flexion: flattening of lumbar lordosis

knee-to-chest

- extesion: prone position
- abduction: stabilize the pelvis by pressing the opposite ASIS
- adduction: stabilize the pelvis, cross over the opposite extremity
- internal & external rotation: 90 flexion of hip and knee

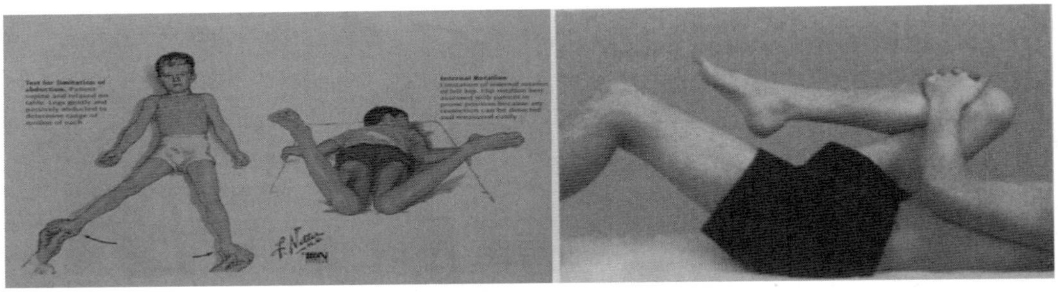

[그림 12-32]

* Patric's sign(Fabere test)

- Positive(hip joint pain) when

  i) mainly-hip joint lesion(synovitis)

  ii) also SI joint lesion

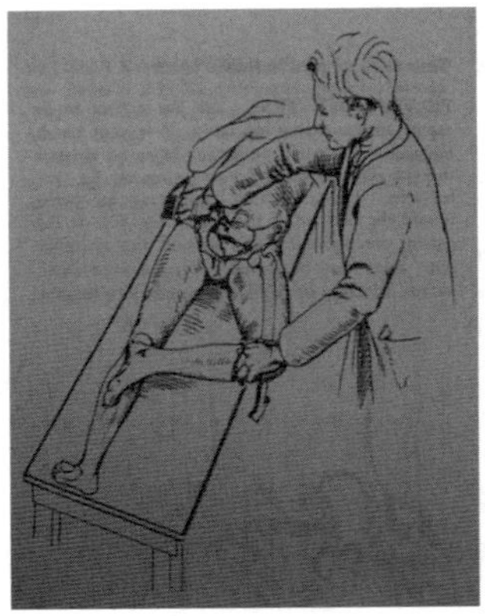

[그림 12-33]

6) knee

(1) **inspection:** alignment & contour of knee, atrophy of quadriceps muscles swelling of suprapatellar pouch

(2) palpation

① bony landmarks

- adductor tubercle, medial femoral condyle,
- medial tibial plateau, lateral femoral condyle,

• lateral tibial plateau, tibial tuberosity

• patella, patellar tendon

② ligament & meniscus

• medial & lateral aspect ligament attached site,

• joint level

③ bursae: prepatellar bursa, anserine bursa, semimembranous bursa

④ uprapatellar pouch: effusion of knee

(3) R.O.M.: flexion, extension

(4) maneuvers

① medial collateral ligament(MCL): abduction stress test

② lateral collateral ligament(LCL): adduction stress test

③ anterior cruciate ligament(ACL): anterior drawer sign, Lachman test

④ posterior cruciate ligament(PCL): posterior drawer sign

⑤ medial & lateral meniscus: McMurray test

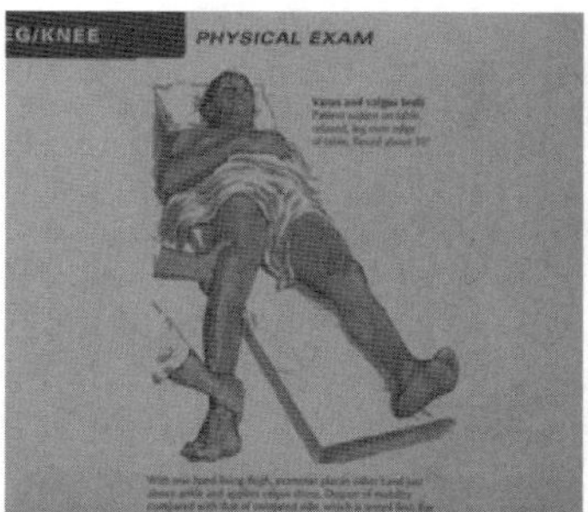

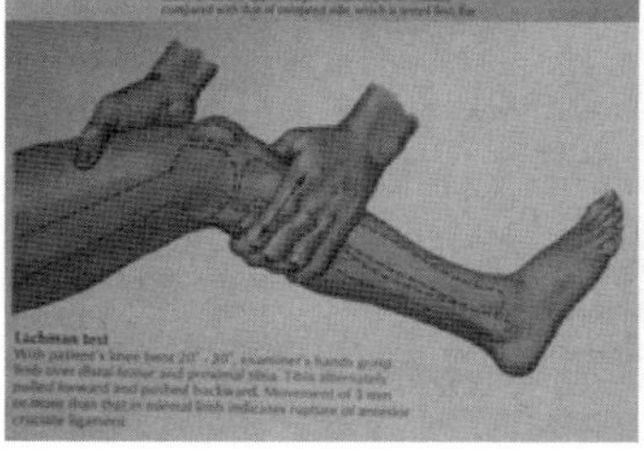

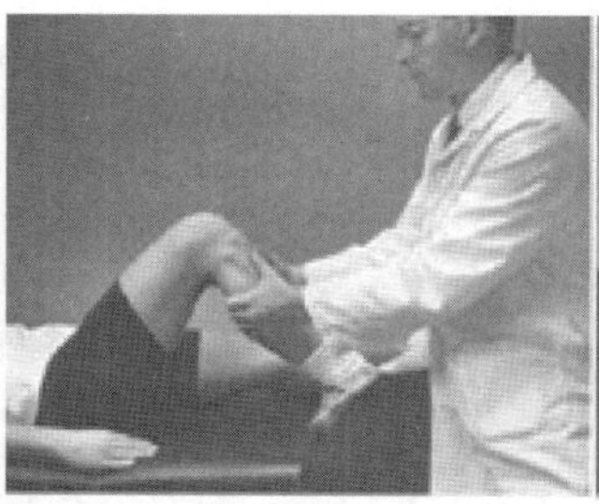

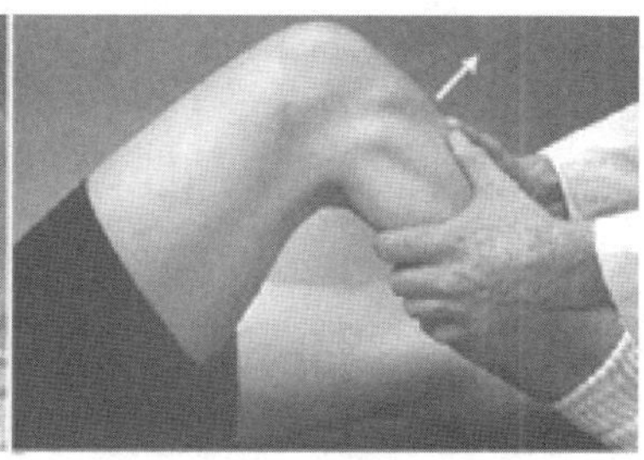

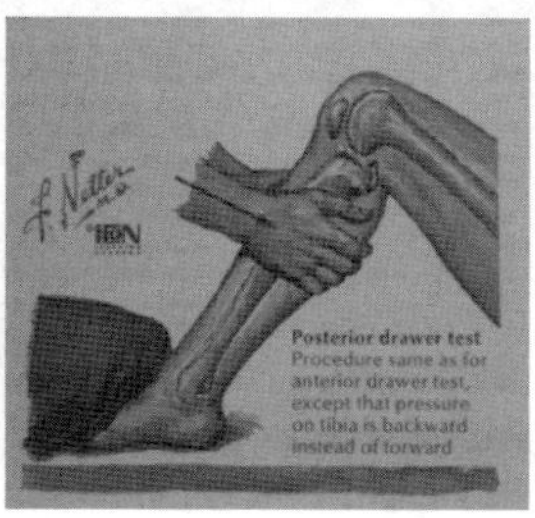

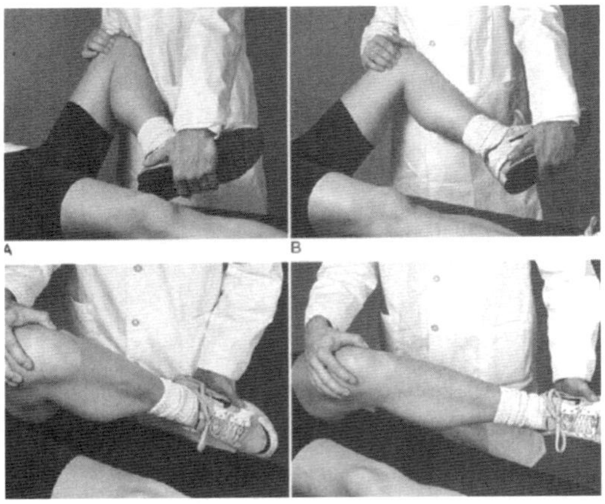

[그림 12-34]

7) foot and ankle

(1) inspection: deformity, nodule, swelling, calluses or corns

(2) palpation: ankle joint, Achilles tendon, calcaneus (heel), 5 metatarsal & MPs

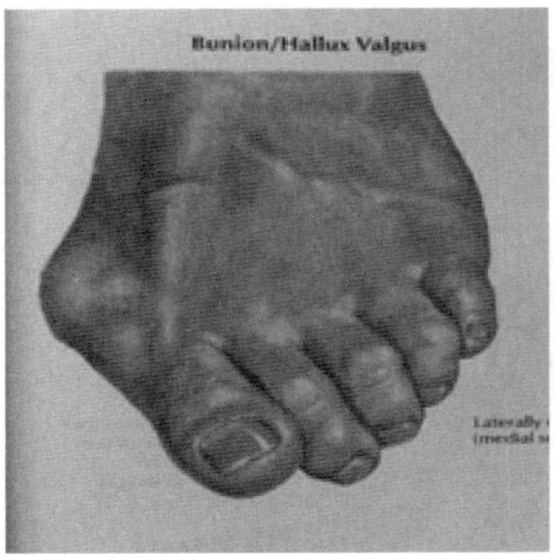

[그림 12-35]

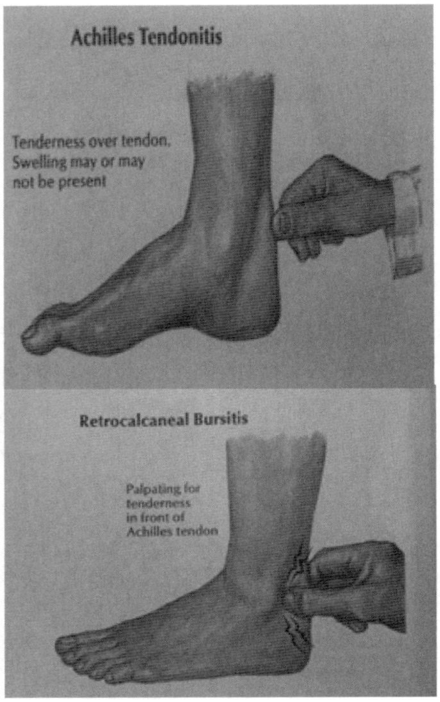

[그림 12-36]

(3) R.O.M.

① ankle(tibiotalar) joint: dorsiflexion, plantar flexion

② subtalar(talocalcaneal) joint: inversion, eversion

③ transverse tarsal joint: inversion, eversion

④ metatarsophalangeal joint: flexion, extension

(4) Maneuver

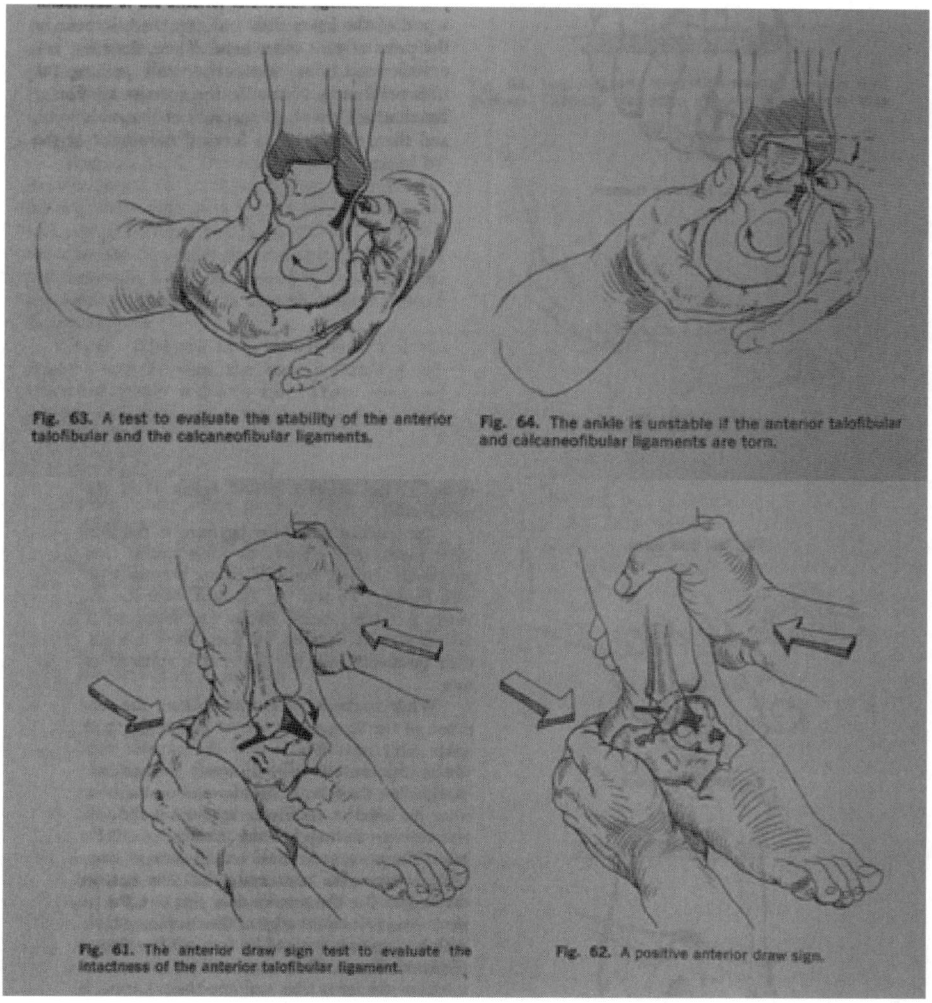

[그림 12-37]

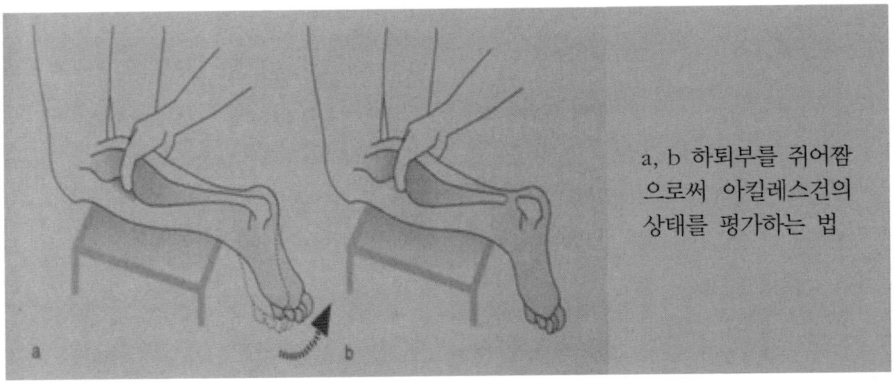

a, b 하퇴부를 쥐어짬으로써 아킬레스건의 상태를 평가하는 법

[그림 12-38]

8) special techniques

(1) measuring the length of leg

- distance from ASIS to the tip of the medial malleolus (SMD)
- should cross the medial side of knee

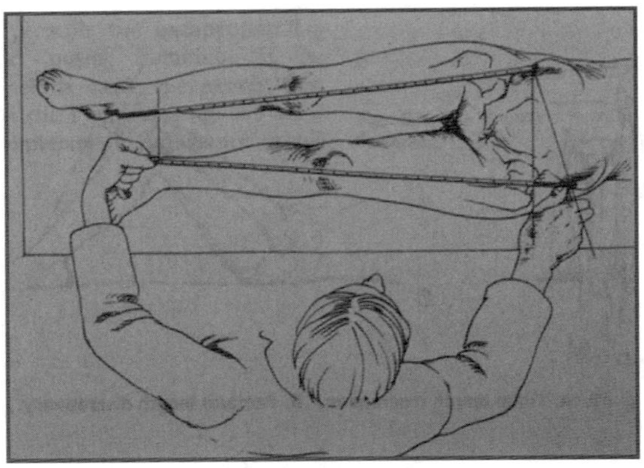

[그림 12-39]

(2) describing limited motion of a joint

- elbow ROM: 45° → 0°
  - elbow flexion from 45° to 90°
  - elbow 45° flexion contracture & further flexion 90°

지은이 소개(집필순)

이명구

경북대학교 의과대학 졸업
강원대학교 의학박사
현재 한림대학교 춘천성심병원 교수
　　한림대학교 춘천성심병원 호흡기센터장

홍경순

경북대학교 의과대학 졸업
경북대학교 의학박사
현재 한림대학교 춘천성심병원 심혈관센터 교수

이상규

고려대학교 의과대학 졸업
한림대학교 의학박사
현재 한림대학교 의과대학 신경정신과 부교수
　　한림대학교 춘천성심병원 알코올상담센터장

손종희

한림대학교 의학대학 졸업
강원대학교 의학박사
현재 한림대학교 춘천성심병원 신경과(뇌졸중센터) 조교수

이창률

연세대학교 의과대학 졸업
강원대학교 의학박사
현재 한림대학교 춘천성심병원 호흡기내과 조교수

석기태

연세대학교 원주의대 졸업
연세대학교 의학박사
현재 한림대학교 의과대학 내과학교실 조교수

윤종우

고려대학교 의과대학 졸업
고려대학교 의학박사
현재 한림대학교 의과대학 신장내과 교수
한림대학교 춘천성심병원 내과장

김철식

연세대학교 의과대학 졸업
연세대학교 의학박사
현재 한림대학교 춘천성심병원 내분비내과 부교수

김미영

연세대학교 의과대학 졸업
연세대학교 의학박사
현재 한림대학교 의과대학 교수
한림대학교 한강성심병원 가정의학과장

노의선

충남대학교 의과대학 졸업
충남대학교 의학박사
현재 한림대학교 춘천성심병원 산부인과장

배은주

한림대학교 의과대학 졸업
성균관대학교 의학박사
현재 한림대학교 춘천성심병원 소아청소년과 조교수

서은민

한림대학교 의과대학 졸업
현재 한림대학교 춘천성심병원 정형외과 조교수

국제진료 임상의학입문

초판 발행 2012년 2월 3일

지은이 홍경순 외
펴낸이 고화숙
펴낸곳 도서출판 소화
등록 제13-412호
주소 서울시 영등포구 영등포동 7가 94-97
전화 02-2677-5890
팩스 02-2636-6393
홈페이지 www.sowha.com

ISBN 978-89-8410-429-7 93510

값 20,000원

잘못된 책은 언제나 바꾸어 드립니다.